U0189478

数字医疗

医疗App、智能分诊和医疗保健大众化

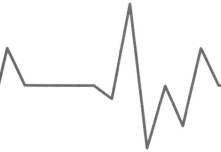

〔瑞士〕 安德烈亚斯·赫尔曼 (Andreas Herrmann)

〔瑞士〕 埃尔加·弗莱施 (Elgar Fleisch) ◎著

〔瑞士〕 克里斯托夫·弗朗兹 (Christoph Franz)

吴士宝 ◎译

中国科学技术出版社

·北 京·

The Digital Pill: What Everyone Should Know about the Future of Our Healthcare System
by Andreas Herrmann, Elgar Fleisch, Christoph Franz
This translation of The Digital Pill by Andreas Herrmann, Elgar Fleisch, Christoph Franz
is published under licence from Emerald Publishing Limited of Howard House, Wagon
Lane, Bingley, West Yorkshire, BD16 1WA, United Kingdom.

北京市版权局著作权合同登记　图字：01-2023-0810

图书在版编目（CIP）数据

数字医疗：医疗 App、智能分诊和医疗保健大众化 /
（瑞士）安德烈亚斯·赫尔曼，（瑞士）埃尔加·弗莱施，
（瑞士）克里斯托夫·弗朗兹著；吴士宝译 . — 北京：
中国科学技术出版社，2023.6
　书名原文：The Digital Pill: What Everyone
Should Know about the Future of Our Healthcare
System
　ISBN 978-7-5236-0163-1

　Ⅰ . ①数… Ⅱ . ①安… ②埃… ③克… ④吴… Ⅲ .
①医疗卫生服务 — 数字化 — 研究 Ⅳ . ① R197.1-39

中国国家版本馆 CIP 数据核字（2023）第 055764 号

策划编辑	申永刚　陆存月	**责任编辑**	申永刚
封面设计	马筱珺	**版式设计**	蚂蚁设计
责任校对	邓雪梅	**责任印制**	李晓霖

出　　版	中国科学技术出版社
发　　行	中国科学技术出版社有限公司发行部
地　　址	北京市海淀区中关村南大街 16 号
邮　　编	100081
发行电话	010-62173865
传　　真	010-62173081
网　　址	http://www.cspbooks.com.cn

开　　本	880mm × 1230mm　1/32
字　　数	207 千字
印　　张	10.5
版　　次	2023 年 6 月第 1 版
印　　次	2023 年 6 月第 1 次印刷
印　　刷	河北鹏润印刷有限公司
书　　号	ISBN 978-7-5236-0163-1/R·3064
定　　价	79.00 元

（凡购买本社图书，如有缺页、倒页、脱页者，本社发行部负责调换）

献给卡门（Carmen）、伊莎贝尔（Isabelle）

和迈克拉（Michaela）

前言

近年来，数字技术给医疗保健系统带来了很多机遇，但要撰写一本有关这方面的书，却是一项极具挑战性的工作。每一天，世界各地都会涌现出新的数字医疗手机应用（App），人们也在不断设计创新型的方法，利用患者的数据开发新的治疗手段。这些新技术也在重新定义医生和患者的角色，并通过数字化的治疗方法来弥补单纯药物治疗的不足。不仅如此，这些新技术还促进临床治疗向疾病预防转变。许多国家的医疗保健系统缺乏资金支持，且都在满负荷运转。在这种情况下，新技术无疑给医疗保健系统带来了巨大的机遇，并有望向更多的人提供更适当的医疗保健服务。

目前我们很难全面概括、探讨和评价这些技术进步，所以这本书没有详尽地介绍医疗保健行业的数字技术，而是像一本日志一样，记述了这些技术的发展历程。了解这些技术的发展历程，有助于我们全面反思并重塑当今的医疗保健系统。现在正是探讨在医疗保健领域应用数字技术的绝佳时机，这能够造福我们所有人。因此，本书并不是一本纯粹的学术专著或教材，它所面向的读者群体是那些对这一课题感兴趣的非专业人士。另外，本书关注的重点是患者，而不是医院或诊室的各种流程。

作为作者，我们对这一课题也非常感兴趣。提到数字技术，我们首先想到的是计算机、手机App、算法、数据和传感器。但更令我们感兴趣的是它们背后的故事，以及数字世界能给整个人类带来的新机遇。这些新机遇令我们着迷，但我们同时也意识到，当今的医疗保健系统远远不能给所有人提供最好的医疗服务，这进一步提高了我们对这一课题的兴趣。未来，在手机App、数字医生助理、自动微型诊所、远程医疗等技术的帮助下，越来越多的人，无论他们身处何处，无论他们的经济状况如何，都有机会享受到有效、平价的医疗保健服务。因此，数字技术能够促进医疗保健的大众化，给民众，特别是发展中国家的民众带来更加光明的未来。

新冠疫情彰显了数字医疗的重要性，给了我们很多启示。在公共卫生领域出现危机后，人们不得不在保持社交距离的同时，维持整个社会的正常运转，并且迅速、可靠地收集和整合数据。另外，过去几个月①发生的事情也向我们展示了人类社会在数字医疗问题上能够做出何种程度的改变。

尽管我们对这些数字技术充满热情，但这些技术本身不是目的，而是人类健全医疗保健系统的重要手段。因此，本书不是在简单地描绘医疗保健系统的未来前景，或者通过医疗保健行业创

---

① 本书原版于2021年出版。——编者注

业公司和老牌企业的案例来剖析医疗App。相反，我们希望立足于数字技术能够带来的各种机遇，分析和探讨新医疗系统的主要应对模式和支撑这个系统的支柱理念。我们之所以提出这些问题供大家讨论，是因为我们相信只有解决了这些问题，医疗系统才能为人们提供更好的服务。我们希望通过这25种应对模式和5个支柱理念，让更多的人参与到讨论中来，反思现有的医疗保健系统。我们甚至希望人们进行激烈的辩论，提出尖锐的批评意见，在争论中达成共识。更重要的是，我们希望借助这些辩论和批评指明医疗系统的未来之路，从而建立一个更有效、更高效的新系统。

我们不是像搜罗五彩斑斓的树叶那样，简单地收集、罗列世界各地的数字医疗案例。相反，我们想用这些例子来构建一个完整的"大树"，它既有树叶，也有树根、树干，既有粗壮的老枝，也有纤细的嫩枝。正是这些东西构成了整棵大树，并给予它力量，使它能够存活几十年之久，不断地生长、更新，发出新芽，替换枯叶。虽然每年树叶落了再长，长了再落，但树根、树干和树枝几乎不受影响。

本书重点关注5种最为重要的非传染性疾病——心血管疾病、慢性呼吸系统疾病、糖尿病、癌症，以及以抑郁症为代表的心理疾病。这些疾病给患者造成了巨大痛苦，严重影响着他们的生活质量。此外，这些疾病也越来越普遍，令许多国家的医疗保健系统不堪重负。不过，令人稍感放松的是，人们可以通过生活方式的改变和预防性治疗手段，预防或者缓解这类疾病。这正是数字技术发挥作用的地方，它们可以辅助人们调整生活方式，提高预防和医疗效果，并帮助人们开发新的治疗方法。数字技术在这一领域的成功，不仅有助于减轻患者的病痛，同时也有助于减轻医疗系统的负担。我们之所以以非传染性疾病为例来说明医疗系统的数字化模式，是因为这些疾病给患者带来的痛苦更为严重，同时也消耗了更多的社会成本。当然，这些模式大多数也适用于急性传染性疾病。

本书共分为三个部分，每部分都是相对独立的，读者无须参考其他部分的信息就可以理解该部分的内容。对非传染性疾病的发展过程和后果感兴趣的读者，可以从第一部分开始。如果读者想了解25种医疗数字化模式，可以直接从第二部分开始读起。第三部分对前两部分进行了总结，并提出了未来医疗系统的5个支柱理念。

"数字化"最简单的含义是将模拟信息转化为机器可读的数字信息。而本书所探讨的"数字化"是指人们利用各种信息技术创造新产品、新服务，提升客户体验，开发新合作形式、新商业模式，从而实现整个系统的转型。而本书书名中的"数字医疗"究竟代表了什么含义呢？把"数字"和"医疗"两个词语放在一起，既让人产生疑惑，又发人深省。其实，我们把它们结合在一起，不是用来指代某种包含"数位"或者"字节"的药品或治疗手段，而是用来指代那些能够给医疗系统带来变革，促进医疗保健行业进步，或者能够催生新的治疗方法、预防方法的数字技术。

很多人都在致力于为医疗保健行业开发数字技术，并通过市场来测试这些技术。作为作者，我们有幸与这些专业人士进行了深入沟通，并深受启发和鼓舞。可以说，没有这些对话，本书就不可能完成。这些专家包括：特洛伊·考克斯（Troy Cox）、道格·赫希（Doug Hirsch）、安德鲁·汤普森（Andrew Thompson）、纳特·特纳（Nat Turner）、扎克·温伯格（Zach Weinberg）、弗兰克·韦斯特曼（Frank Westermann）和托尔斯滕·威尔克斯（Thorsten Wirkes）等。他们希望在未来的几年内利用自己的医学经验、开拓精神和创业精神来改变我们对数字治疗方法的看法。多年来，他们通过自己的专业知识，促进了手机App、新型数据分析方法等数字技术在医疗保健行业中的应用。在这里，我们要对他们致以诚挚的感谢，感谢他们与我们分享他们的见解，感谢他们用自己的热情感染了我们。

很多来自医药领域、政府部门、商界和社会团体的医生、员工、专家，以及行业知名人士给我们提供了建议和反馈。对此，我们非常感激，感谢他们向我们分享自己的知识和经验。这些人包括丽莎·马尔施（Lisa Marsch）、格拉尔德·弗莱施（Gerald

Fleisch）、戴维·戈尔甘（David Gorgan）、托比亚斯·考瓦次（Tobias Kowatsch）、蒂姆·耶格尔（Tim Jäger）、约瑟夫·克韦达（Joseph Kvedar）、戴夫·科茨（Dave Kotz）、桑迪·彭特兰（Sandy Pentland）、弗洛里安·冯·旺根海姆（Florian von Wangenheim）、弗洛里安·维尔茨（Florian Wirth）、费利克斯·沃特曼（Felix Wortmann）。我们还要感谢马丁·布鲁彻（Martin Brutsche）、蒂里·卡雷尔（Thierry Carrel）、斯特菲·加斯曼（Steffi Gassmann）和克里斯托夫·斯泰特勒（Christoph Stettler），他们给我们提出了很多详细且宝贵的意见和建议。还有丹尼尔·格洛茨基（Daniel Grotzky），他不仅给了我们很多建议，而且在本书创作的起始阶段就参与进来了。当我们遇到难题时，他会向罗氏公司的同事寻求建议，解决我们心中的疑惑。我们还要特别感谢安妮特·门宁霍夫（Annette Mönninghoff），是她确保了我们的创作工作没有偏离方向。她的建议不仅非常重要，而且对我们很有帮助。和她一起工作是一件非常愉快的事。

另外，我们还要感谢爱墨瑞得出版社的尼亚尔·肯尼迪（Niall Kennedy），以及康博斯出版社（Campus-Verlag）的帕特里克·路德维希（Patrik Ludwig），感谢他们对我们的支持，感谢他们对这个项目自始至终的热情。

我们希望这本书能够包容各种不同的观点，引发人们展开开放、诚实的对话，从不同的角度细致地探讨医疗保健行业的数字化应用。作为作者，我们深受数字医疗前景的鼓舞，同时也对这一背景下的各种问题和挑战深有感触，我们将在后续的章节中对这些问题进行详细的探讨。

——埃尔加·弗莱施

——克里斯托夫·弗朗兹

——安德烈亚斯·赫尔曼

序言

　　现代医学取得了非凡的成就，但也正是这些成就使得医疗系统不堪重负。医疗支出的畸形增长使弱势群体越来越难以获得医疗保健服务，严重威胁到社会秩序的稳定。在这种背景下，"数字医疗"能否产生重大的突破，从而治愈社会顽疾呢？

　　总体上看，任何一个国家或地区的医疗保健系统都在承受着变革和数字化带来的巨大压力。现有的技术可以帮助人们解决很多问题。但很多医疗服务提供者都在试图以一种封闭式的方式，将基于纸张的医疗流程数字化，这与以合作为基础的数字化转型背道而驰。同时，数字化转型还引发了相关各方的利益问题，由此引发的从业人员收入减少、失业率增高或者工作乐趣降低等现象，是人们关注的重点问题。从全球范围来看，人们在数字医疗方面的支出，都浪费在了难以为继的封闭式信息技术解决方案上。而相关立法的滞后、医疗保健服务的市场细分、监管机构的低效和各利益相关方的普遍忧虑，也使得当前的问题很难得到解决。人们必须意识到，医疗保健系统的变革不仅会影响所有从业人员，同时也会影响我们每一个人。要保障每一个人的隐私权，就必须建立起最严格的道德标准、程序标准和技术标准。这同时也带来了另一个问题，即个人数据归谁所有、由谁管理，以及数据带来的利润如何分配？诚然，每个人的隐私权不应受到侵犯，但我们可以为了公众利益，分享经过匿名化处理的个人健康数据。数据总量是非常重要的，数据越完整，数据量越大，数据质量越高，利用人工智能等技术能够挖掘出的潜力也就越大。要建立这样一个各方参与的数据联盟，社会各界和政治领域都必须付出相当大的努力。至少对西方国家来说，这项任务的艰巨程度不亚于20世纪欧洲的一项社会工程——基本社会服务体系的建立。我们可以得出一个合乎逻辑的结论，虽然由此带来的收益归医疗保健市场的创新者所有，但最终的受益者主要是我们每个人和整个社会。事实上，这些严峻的挑战和人们较高的期望值给这项任务带来很多难以克服的困难。在数字化转型过程中，人们需要投入大量的时间才能实现文化上的改变，并达成共识。

许多国家的社会保健体系是建立在经济因素的基础上的，也就是说，整个医疗系统依赖资金的流入。"自由"的医疗保健市场占据了主导地位，而"自由"意味着它只会对经济激励做出响应，这是非常不合理的。最常见的情形是，整个医疗保健市场不是由医学标准规范的，而是在各自独立的医疗系统下，受制于服务提供者和专业集团的特殊利益。这就导致了一种内在风险：由于医疗保健市场对患者利益缺乏足够的重视，因此新的市场激励带来的变革会进一步加剧这一问题。而只要医疗保健系统内部拥有充足的资源，整个系统就缺乏变革的动力。一句至理名言告诉我们，"需求乃发明之母"。在可以预见的未来，医疗系统将把很多国家的经济拖入困境，因此这种对变革的需求将缓慢但又必然地影响到整个世界。换句话说，医疗系统的变革势在必行，因此我们必须把握好时机，以可控的方式应对这场变革。

新冠疫情给了全世界医疗系统一个动态展示其运作机制的机会。突然之间，专家们必须在短短的几天内提出一些医学概念，并在几个小时内完成知识更新。甚至连卫生领域的专业人员也完全依赖互联网上的信息。为应对疫情，很多国家采取居家隔离政策，人们的工作方式也因此发生了一场小变革。居家办公、视频会议和远程培训越发普及，也越来越被人们接受。疫情刚暴发的时候，人们取消了各种活动，并在几个星期内用虚拟形式的活动取代这些线下活动。现在这些虚拟活动不再是特殊时期的替代品，已经成为一种常见的活动形式。在很短的时间内，视频就诊实现了按时计费，并为人们所接受。新冠病毒感染病例接触者时空活动轨迹追踪App所达到的预期效果要比人们的绝对隐私权显得更加重要。至少对欧洲各国来说，这是一个新现象。由此看来，医疗系统的变革是可以实现的。

医疗系统的数字化转型还需要文化上的变革，要求人们从全局视角，从旁观者的角度看待这个问题。这也是这本书值得人们认真研读的地方。作者遵循黑格尔辩证法，运用通俗易懂的语言分析了全世界医疗保健系统的现状，并结合老龄化人口日渐增多、非传染性疾病日益流行的背景，探讨了医疗保健系统在应对疾病预防、治疗和费用激增问题上的现实能力。本书还总结了数字技术在健康维护和治疗领域的巨大潜力，并以此为基础，描绘了医疗系统乐观而又现实可行的图景，预言它将克服现有的困难，像浴火的不死鸟一样，在灰烬中重生。书中提到的世界各地的生动案例，为本书增添了许多色彩。作者通过案例，总结出了25种解决问题的方法，本书将其称之为"应对模式"。综合运用这些模式，我们可以提高医疗保健系统的复原力、适应性和灵活性，为患者带来更多福祉。值得一提的是，全世界医学和健康数字化领域已经呈现出一派推崇创新、锐意进取的景象。本书还探讨了与新技术相关的潜在风险问题。毕竟，任何一项新事物都有积极和消极两方面的影响。针对后者，人们必须采取适当的措施加以应对。另外，人们还必须对实施、拖延和放弃医疗系统数字化转型的风险进行综合考量。

在这样一个老龄化人口逐渐增多、非传染性疾病越发普遍的社会里，医疗系统面临着严峻的挑战。而通过向保健领域投入更多的资源，采取智能的治疗手段和护理模式，开展以数字化为基础的研究和创新，人们未来一定能够借助医疗数字化建立起更具前瞻性的医疗保健系统，最终克服这些挑战。由于数字护理和数字医疗的可扩展性，所有地区、所有国家的社会各阶层、各群体都将获得平价的医疗保健服务。

——马丁·布鲁彻

圣加仑州立医院（KSSG）呼吸及睡眠医学科医学博士、教授、主任医师，瑞士呼吸病学会（Swiss Society for Pulmonology）主席（2018年卸任）

2020年5月

目录

第一部分

医疗保健系统是否会成为医学进步的牺牲品？

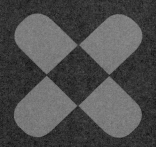

第1章 ◀
医学进步带来的消极影响

本章的主要论题有：

● 医学进步是过去一个世纪里人类最伟大的成就之一，在过去100年里，人类的预期寿命翻了一番。

● 在与传染性疾病的斗争中，抗生素和疫苗起到了决定性的作用。

● 但人类预期寿命的提高并不意味着老年人生活质量的改善。慢性疾病（属于非传染性疾病）是人类预期寿命提高的副产品。现代医学使心脏病或癌症等严重疾病的致死率大大降低，但后果却是我们不得与这些疾病相伴终生。

● 如果没有个人缴纳的健康保险金或者国家收缴的税金，医学进步不可能惠及所有人。在美国，申请个人破产的人中，有一半以上是由于医疗债务。

我们首先从积极方面讲起。在过去100年的时间里，人类的预期寿命翻了一番。20世纪初，人类的预期寿命在40~46岁。而在今天，人类的平均预期寿命已经提高到了72岁。以印度为例，其人口的预期寿命从20世纪初的24岁提高到了今天的69岁，增长幅度接近两倍[1,2]。人类预期寿命的提高也使地球人口增长到了十亿量级。与这个星球上以往的任何一代人相比，我们享受着更多的财富，更好的教育，也更加长寿。我们仅仅用了一个世纪就取得了如此巨大的进步，这实在是非常了不起的成就。

是什么造就了如此了不起的成就呢？我们当然不能完全归功于医学上的进步。经济的日益繁荣，营养状况和卫生条件的改善（清洁的饮用水，定期的垃圾处理与废水处理），加上两次世界大战后欧洲乃至全球所享有的和平环境，这些因素都起到了重要的作用。但是，人类预期寿命提高的主要原因是我们在与传染性疾病的斗争过程中取得了重大医学进步。就在几个世纪前，这类疾病还是人类死亡的最主要因素。当时，人类只要患上这类疾病，就几乎不可能幸存下来，很多人还在婴儿期间就被这类疾病夺走了生命。20世纪初，美国有1/10的婴儿活不到一周岁。当时婴儿早夭的最主要原因是肺炎、流感、肺结核和肠胃炎[3]。

直到后来，情况才出现了转机。在众多医学进步中，有两项成就被视为战胜传染性疾病的最有效武器，它们是抗生素和疫苗。它们的出现大大提高了人类的预期寿命。青霉素是最早出现的抗生素。我们早在中小学时代就听说过青霉素的故事，它的发现是一个现代传奇。在与家人过完漫长的暑假后，细菌学家亚历山大·弗莱明（Alexander Fleming）返回到伦敦的实验室。弗莱明是一个很有名望的优秀研究者，但同时也是一个不爱整洁的人。在离开伦敦前，他在皮氏培养皿里培养了一些细菌，于是他一回到实验室就开始检查这些细菌。他发现其中一个培养皿里的细菌已经受到了污染，里面滋生了一些霉菌。经过仔细观察，他注意到霉菌周围没有培养出细菌。于是他对这些霉菌展开研究，并发现它们属于青霉菌属。这就是为什么他把自己后来发现的那种新物质称为"青霉素"。后来，青霉素成了当时人们战胜细菌感染的最有效武器。

弗莱明的发现标志着抗生素时代的到来。弗莱明后来回忆道："当我在1928年9月28日的那个早上醒来的时候，我没有想到我会发现世界上第一种细菌杀手——抗生素，我完全没有想到它会对医学产生如此革命性的影响。但现在看来我确实做到了这一点。"[4]以青霉素为代表的抗生素拯救了数千万人的生命。虽然具体的数字很难估算，但可以明确的是，自抗生素获批上市以来，仅辉瑞（Pfizer）、葛兰素史克（GlaxoSmithKline）和罗氏这三家制药公司生产的抗生素，就被医生开具过几十亿次。更不用说，像器官移植这样的医学进步，如果少了抗生素，就根本不可能完成。

除了抗生素，疫苗的发明也对延长人类预期寿命起到了重要作用。我们只需要把目光投向人类发现的第一种病毒性疾病——天花，就能清楚疫苗的伟大贡献。莫扎特、林肯和斯大林都曾得过天花。他们三个最终都痊愈了，但身上留下了不少永久性的麻斑。对人类而言，天花曾是最危险、最致命的一种疾病，其致死率高达1/3。即使到了20世纪，在1980年人类宣布彻底根除天花之前，仍有3亿人死于天花[5]。

是什么帮助我们战胜了天花？答案是天花疫苗。

当一个健康的人接种疫苗后，他实际上就会感染上弱化后的病原体，这会刺激他的免疫系统产生抗体。当完成接种的人再接触到真正的病原体后，提前做好准备的免疫系统就会抵御并摧毁病原体。英国的乡村医生爱德华·詹纳（Edward Jenner）是这项广为采用的疫苗接种术的先驱之一。他的很多患者都是挤奶女工，她们经常会染上牛痘，这是由一种温和的痘病毒引起的疾病。詹纳发现，这些挤奶女工中没有一个感染上危险甚至致命的天花。通过观察，他发明了一种方法，给健康的人（包括他的儿子）接种上牛痘水疱内的分泌物，接种后的人会经历轻微的感染。然后，詹纳再尝试用危险的天花病毒感染他们，神奇的是，他们没有受到影响。这标志着疫苗（vaccination）的诞生，这个单词揭示了疫苗的起源：在拉丁语里面，"vacca"指的是"奶牛"[6]。

但这些医学成就并不意味着我们可以对已有的成就沾沾自喜。最近暴发的新冠疫情给我们带来了惨痛的经历。这表明，控制传染性疾病仍是一场持续的战斗。我们需要不断开发新一代抗病毒药物和疫苗，为新的病毒性和细菌性疾病的大流行做好充足的准备。某些人群对疫苗的怀疑态度以及由此导致的疫苗接种率低下的问题，使得麻疹等一些几乎绝迹的疾病死灰复燃。因此，实施干预措施、普及接种知识是十分重要的。尽管如此，抗生素和疫苗的作用是毋庸置疑的，它们扭转了人类与传染性疾病之间的战斗局势，从根本上改变了我们对人类健康概念的理解。1990年，有1/3的死者死于传染性疾病，而在今天，这个数字降到了1/5。这些医学成就延长了人类的预期寿命，就最近几十年来看，它们将人类预期寿命从1950年的65岁延长到了今天的72岁（图1.1）。人类寿命的延长是医学进步的结果，但同时也给我们带来了新的挑战。

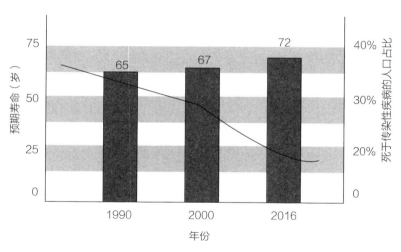

图1.1　人类预期寿命与传染性疾病的致死占比

数据来源：华盛顿大学健康指标与评估研究所（2019）。

更长寿，但更不健康？

绝大多数情况下，寿命的延长意味着人们可以享受更高质量的生活。过去，往往每个家庭都会有一个孩子夭折。很少有人能够活到自己孙辈出生的那一天。以德国为例，德国男性的预期寿命从1950年的64.6岁提高到2000年的68.5岁，女性则从78.4岁提高到83.4岁[7]。寿命的普遍提高也给社会和个人带来了一些新问题。

医学进步不仅降低了传染性疾病致死率，同时也使我们有能力成功治疗很多非传染性疾病，比如心血管疾病和癌症。而在100年前，这些疾病还都是致命的疾病。但是，治疗病毒性或细菌性疾病与治疗上述疾病存在根本的不同。非传染性疾病大多数是不能完全治愈的，人们只能暂缓或者延缓病情的恶化。南加利福尼亚大学的一项研究表明，尽管我们比过去更长寿，但我们本身并没有比过去"更加健康"。事实上，在现代医学的帮助下，人们即使患上心脏病、癌症等严重疾病，也能生存下来。但后果却是人们将不得不长久忍受这些疾病带来的痛苦[8]。

在20世纪的医学进步出现前，人们一旦患上某种疾病，结果往往只有两个，被立即治愈或者立即死亡。现如今，人们更加长寿，但增加的寿命也意味着人们将长期忍受某种疾病或某几种疾病带来的痛苦。这对患者及其家庭来说是一种漫长的痛苦，同时也给医疗保健系统带来了严峻的挑战。

　　针对这一问题，卫生经济学家在20世纪90年代末提出了一项指标，即健康寿命损失年，它指的是人们受疾病严重影响的时间。有时候，这个指标也叫作"伤残寿命年"，但第一种称呼显得更为委婉。世界卫生组织用受影响的人口百分比、疾病的平均持续时间和加权因子这三个数的乘积来计算这一指标[9]。加权因子表示某种疾病所造成的健康损害程度，因此糖尿病的加权因子小于癌症（图1.2）。

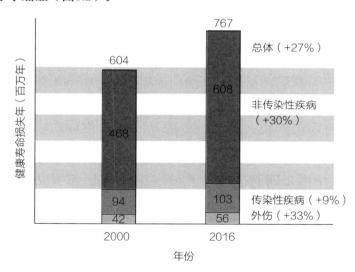

图1.2　全世界人口健康寿命损失年

数据来源：世界卫生组织（2017）。数据包含孕期、围生期妇女和营养不良的病例。

　　通过分析总体趋势，我们可以发现，自2000年以来，全世界人口健康寿命损失年总共上升了1/4以上。换句话说，全世界越来越多的人受到了严重疾病的困扰。很多人长期受到疾病的折磨，有的甚至丧失了劳动能力，日常生活也受到了严重限制。2016年，全世界人口健康寿命损失年总共已经达到7.67亿年。造成这一趋势的主要因素是慢性非传染性疾病。值得注意的是，近年来，心理疾病病例的增长趋势非常明显。我们将在后续章节中详细探讨非传染性疾病。

寿命与生活质量是两个不同的概念。疾病越来越难"杀死"人类，但这并不意味着人类所承受的痛苦有所减少。

初步分析表明，医学进步确实是人类的一项伟大成就，它让人们更加长寿。但是，寿命的延长也意味着我们要长期与疾病共存，这会给患者造成巨大的痛苦。

医学进步同时也带来了一些新的挑战

除了抗生素和疫苗之外，过去100年的医学成就还包括一些新的诊断和治疗方法。这些方法能够帮助我们与疾病进行战斗。比如，血液检查以及包括计算机断层扫描（CT）、B型超声波检查（B超）、X射线透视在内的成像技术能够协助医生诊断病症。人们可以运用放疗、手术、化疗等方法治疗癌症，利用血液透析机净化血液来治疗肾衰竭。这样的重大医学进步可谓数不胜数。

但是，这些医学进步给人类带来了什么呢？诚然，人类的寿命得到了延长，人类社会也由此更加繁荣，人类在与疾病的斗争中不断取得胜利。越来越多的人不仅能够活到孙辈出生的那一天，还能见证他们成长、入学、结婚，成立自己的家庭。而在过去，很少有人能够有幸做到这一点。但是，这一切也给人类带来了一些新挑战。

经济后果

医学进步本身是有代价的，它使得医疗护理的价格在近年来连续攀升、与治疗相关的费用连年大幅上涨。以肾衰竭为例，过去，肾衰竭基本上是绝症，而在今天，借助肾透析和肾移植，患者可以继续存活很多年。这里仅举一个例子，在德国，每位肾衰竭患者每年的透析治疗费用超过2.5万欧元[10]。过去，不存在这样的治疗手段，因此也不存在这类费用，而现在，相应的费用高达几十万欧元。但问题是，谁来为这些费用买单呢？

过去，这些费用理所当然都是完全由患者及其家属承担的。直到20世纪初，健康保险公司开始向人们销售健康保险，被保险人才可以通过保险来分散风险。有些国家则通过国家资助的医疗保健系统来分担纳税人的医疗费用。实践中，绝大多数国家都是采用这三种形式相结合的医疗费用支出方法。

即使是现在，医疗费用支出也不完全甚至大部分都不是由公共的或私有化的医疗保健系统来承担的。因此，对很多人来说，疾病是影响其经济状况的不稳定因素。在没有实施全民医疗保障体系的国家，特别是在美国、绝大多数非洲国家和部分亚洲国家，一个人一旦患上严重疾病，往往就会损失平时赚下的大量辛苦钱。在德国、瑞士等国家，人们一般不需要为治疗严重疾病而花掉自己的大量积蓄。但在非洲，人们不得不依靠借贷来支付治疗费用，到最后又无力偿款借款，这就导致非洲每年都有1100万人口因病致穷[11]。在印度，62%的医疗费用是由患者自费承担的，因此很多人都生活在焦虑和惶恐之中，不仅担心自己的病情，同时也为将来足以毁掉自己生活的债务而发愁[12]。

很多美国人都觉得自己所处的情况非常特殊。没有哪一个国家像美国一样，既享受着医学进步带来的巨大红利，同时又面临着医疗保健系统带来的巨大挑战。美国在医学研究和新药审批方面的速度远超其他国家，其顶级医院、制药或生物制药公司的数量也是其他国家无法比拟的。但同时，美国也面临着一些现实挑战，即无法向某些地区的全部人口提供现代化的医疗保健服务。

只要了解一下GoFundMe众筹平台，你就能够明白没有健康保险的美国人所面临的财务窘境。人们可以借助这一平台发起募捐，募捐倡议可以通过互联网迅速传播。大多数情况下，一场募捐能够募集到几百份捐款，每份捐款的金额往往在5～50美元之间。募捐背后的故事往往令人感到心酸。利用平台发起募捐的有因患上癌症而无法抚养家庭的父母，也有因年幼子女患上严重疾病而无力承担医疗费用的父母。如果你因为缺钱而无法让自己的子女享受到最好的治疗，你会有怎样的感受呢？

在GoFundMe平台上发起的所有捐款活动中，有接近1/3是为了募集医疗费用。每年有25万绝望的美国人因为无力承担医疗费用而向他们的同胞发出求助。另外，每年通过这种方式募集的捐款有6.5亿美元之多，这些捐款有时候确实拯救了不少人的性命[13]。

英国《卫报》（*Guardian*）曾对安娜玛利亚·马克尔（Anamaria Markle）的悲惨故事做过报道[14]。这位新泽西州的女性在50岁的时候被诊断出患有卵巢癌。不久后她便失去了工作，一年后又失去了保险，而她本人无力承担自己的保险费。手术、化疗和药物的费用越积越多，由于无法支付后续的治疗费用，这名有两个女儿的母亲最终死于癌症。

与安娜玛利亚·马克尔有着相同经历的人不在少数，他们的不幸经历说明医学进步并没有惠及所有人。在没有实现医保制度全民覆盖的国家，存在着贫富两极分化的医疗保健系统：富人有机会享受现代医学带来的福利，而穷人则没有这样的机会。这样的医疗保健系统缺乏人文关怀。一项统计数据可以反映出这个系统的冷血。你知道在美国个人破产最常见的原因是什么吗？答案是无力承担医疗费用[15]。

当然，我们仍然能够看到一丝希望的曙光。比如，一些非洲国家正在努力减轻由疾病造成的负面经济后果。

中国也在加大力度改革自己的医疗保健系统，努力向国民提供创新的、先进的医疗保健产品。自2009年以来，中国政府在医疗领域的支出翻了两番，并对医院系统进行了重大调整，同时还简化了新药的批准和报销流程[16]。

泰国在2002年开始实施全民医疗保险制度。在此之前，只有1/4的泰国公民拥有医疗保险。泰国当今的公共医疗保险系统使穷人也有机会享受医疗保健服务[17]。

印度也在2018年引入了健康保险系统，其目的是向其不太富裕的群体提供医疗保障。这个名为"长寿印度"（Ayushman Bharat）的医疗保健计划，覆盖了其国内5亿人口。《卫报》曾经报道过拉吉夫·古普塔（Rajiv Gupta）的故事。这名裁缝的母亲由于严重的疼痛无法行走，因此亟须植入人工髋关节[12]。拉吉夫无力承担高达2000多欧元的手术费用。但受益于新的医疗保险计划，拉吉夫的母亲最终完成了人工髋关节的置换手术。泰国和印度这两个案例有力地说明了，即使新兴国家也可以向其全部人口提供基本的医疗保障。

对人口结构的影响

医学进步也会对人口结构产生重要的影响，这进一步提高了医疗保健费用。与100年前相比，人类的寿命翻了一番。同时，人们生育的子女也越来越少，这种趋势在发达国家中尤其严重。由于经济的繁荣、性教育的开展和避孕药物的普及，自1950年以来，世界人口出生率下降了一半，每名女性平均生育子女的数量从5个降低到2.5个。这一下降趋势已经造成了非常明显的后果。新加坡的一份调查报告预计，截至2050年，地球1/5人口的年龄将超过80岁，而在富裕的发达国家，接近1/3人口的年龄将超过80岁[15]。

这会对我们的医疗保健系统造成严重的影响。在衰老过程中，人们对疾病的抵抗力也逐渐降低，身体越发脆弱，免疫系统和器官也越来越衰弱。人们越衰老，罹患癌症的概率也就越大。在美国，65岁以上老人的医疗费用比20~45周岁年龄段中青年的高出了三倍[17]。欧洲的情况也大致如此，在瑞士，当人们步入65岁以后，医疗费用会呈指数增长，80岁以上老人的医疗费用是60岁老人的两倍[18]。摆在我们面前的两个问题是：社会老龄化会对医疗费用产生何种影响？谁又会为这些费用买单？

医疗保健系统的成功为自身带来了新的问题。人们正在不断开发并利用更先进的方法来治疗疾病，人类的寿命不断得到延长，大多数人的生活质量都得到了改善。与此同时，对许多人来说，寿命的延长意味着他们要承受更长时间的疾病痛苦。无论从个人角度还是从社会角度来看，我们正在接近我们所能承受的极限。医疗系统正在面临着失控的风险，其原因恰恰是这个系统十分有效。

第2章 ◄
非传染性疾病令医疗保健系统不堪重负

本章的主要论题有：

● 非传染性疾病是医疗保健行业面临的新挑战，全球几十亿人口都在承受着癌症、糖尿病、心血管疾病、慢性呼吸系统疾病和心理疾病带来的痛苦。

● 糖尿病正在成为中国经济和社会的威胁。今天，中国有一半人口的血糖水平有所增高。

● 亚洲和非洲的发展中国家正在肩负着双重重担，一方面他们要努力战胜传染性疾病，降低婴儿死亡率；另一方面他们也要应对非传染性疾病逐渐蔓延的趋势。

● 非传染性疾病患者会与疾病共存几十年。只有极少数患者能够治愈，绝大多数人都要长期承受疾病的痛苦。照看患病亲属的社会意义很快会变得和照看子女一样。

多年来，戴维·马尔多纳多（David Maldonado）一直在追寻自己的美国梦。早在孩童时代，他就与自己的9个兄弟姐妹一同离开墨西哥，来到了美国。他在自己的新家里长大成人，然后结婚，并且找到了一份销售工作。很快，他的年收入提高到了10万美元。这些收入足够他在得克萨斯州达拉斯市的市郊过上舒服、安稳的生活。他有两个勤奋好学的孩子，妻子玛丽贝尔（Maribel）负责照顾整个家庭，并且有一份美发的兼职工作。他们一家人幸福美满地生活着，直到一场突如其来的疾病打乱了他们的安宁生活。

医生发现玛丽贝尔患有乳腺癌，于是给她做了切除手术。手术后，马尔多纳多一家的生活发生了巨大变化。这不仅是因为玛丽贝尔患上癌症，更是因为美国的医疗保健系统存在弊端。彭博新闻社报道了马尔多纳多一家的遭遇，以此例来说明美国医疗保健系统存在的问题，公众对此反响强烈[1]。这篇报道指出，疾病可以在一夜之间毁掉一个中产家庭，而造成这一切的原因是美国的医疗保险系统无法给予民众足够的保障。

美国的医疗保健制度甚至不涵盖基本的强制保险，绝大多数美国人是通过自己的雇主投保的。马尔多纳多一家就属于这种情况，他们的健康保险要归功于戴维的工作。原本戴维每月需要支付260美元的保费，还有一笔用于治疗和药物的分摊保费。玛丽贝尔的手术费用和后续治疗费用是由保险公司支付的。但在最坏的情况结束后，戴维和自己的同事被叫到了老板的办公室。老板告诉他们，由于保费大幅上升，公司不再为员工支付保费。虽然他们的工作保住了，但公司不再提供健康保险福利了。最终，马尔多纳多一家人的生活迅速陷入了困境。

同时，戴维还收到了一封保险公司寄来的信，信中指出，他的每月保费从260美元提高到了1375美元。一年后保费再次上调到每月1900美元。此时，他的儿子克里斯蒂安（Cristian）正要上大学。戴维发现，即使整个家庭放弃休假及其他物质享受，他也没法支付这些保费。于是他决定不再为自己和儿子投保，只为妻子和女儿投保。这样，他将每月的保险费支出降低到了750美元。但这个解决方法也没有维持多久。

一年后，保险公司通过信件通知他保费提高到了每月1060美元。于是，他不得不放弃了自己女儿的保险，而他的女儿自童年时期便患有哮喘。

医疗投资方面的低效造成了很多不利的影响，美国则是这一方面非常极端的一个例子。尽管美国的医疗支出高居世界前列，很多医学进步也都发端于美国，但在2017年，美国人口的预期寿命只有78岁左右，不仅低于瑞士（84岁），还低于德国（81岁）[2]。87%的瑞士人和77%的德国人对各自国家的医疗保健系统持满意态度，而在美国，这个数字只有52%[3-5]。考虑到上述因素，这一点也就不足为奇了。

医疗保健支出的两个最大组成部分是住院和门诊治疗费用。这两项支出占医疗保健总支出的近2/3。这部分支出最终用于医护人员的薪酬和医院运营。约20%的医疗保健支出用于购买药物和其他医疗用品，其余的费用则用于老年人或重症患者的长期护理以及其他服务。值得注意的是，近年来由于全球预期寿命的提高，长期护理支出大幅上涨（图2.1）。

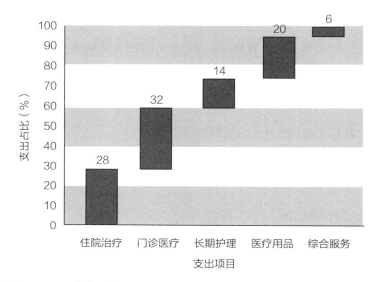

图2.1　2017年经济合作与发展组织（OECD）国家各项平均医疗支出

数据来源：2019年经济合作与发展组织卫生指标一览。

最近几十年来，不仅美国的医疗保健支出大幅上涨，全球各国也都在面临这一问题。造成这一问题的原因，一是特定医疗成本的升高，二是保险公司覆盖的治疗种类也越来越多。2016年，全世界的医疗保健支出高达78000亿美元[6]，相当于法国、英国和意大利三国的国内生产总值（GDP）之和。当然，我们也可以积极地看待这一数字，毕竟，这一支出是全球军费支出的5倍多。同时，这也表明全世界都比较重视健康问题。从世界范围来看，医疗保健总支出占了全球国内生产总值的10%左右，这个比例相较于50年前增长了一倍。面对如此庞大的支出，我们必须怀着审慎的态度看待资金的利用效率问题。

戴维·马尔多纳多所居住的美国，是目前人均医疗支出最高的国家，年人均医疗支出高达1万美元以上，相比于50年前（1970年左右）的320美元，提高了近30倍。即使扣除通货膨胀因素的影响，这一支出也比50年前提高了近20倍。瑞士的年人均医疗支出高达8000美元，位居全球第二。瑞士的医疗支出是国防预算的18倍以上[7]。德国、加拿大、澳大利亚三国的年人均医疗支出分别在6000美元、5000美元和5000美元左右，而中国的年人均医疗支出仅为700美元（图2.2）。

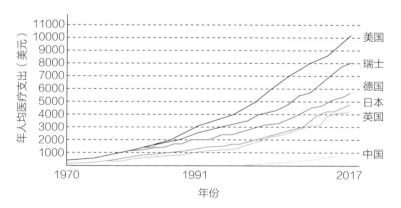

图2.2　健康的代价越发昂贵：1970—2017年的年人均医疗支出

数据来源：2019年经济合作与发展组织卫生指标一览。

就瑞士而言，其医疗支出的高速增长显然是不可持续的。过去20年里，其健康保险的费用翻了一番，而人均工资仅仅上涨了20%[9]。事实上，瑞士医疗保健系统的开支远远高于医疗保险的缴费总额。因此，瑞士的医疗保健系统是受到国家补贴的。尽管如此，个人自费的比例也在逐渐提高。越来越高的医疗支出对低收入群体造成了不小的影响。对中产家庭来说，医疗支出约占可支配收入的25%。因此，很多研究指出，医疗保健支出的逐渐升高，是瑞士国内最令人担忧的问题之一[8,9]。

近年来，德国的医疗支出也在不断升高。2000年，德国联邦统计局公布的全国医疗总支出高达2140亿欧元。2017年，这个数字升高到3750亿欧元[10]。其他国家的情况也非常相似。德国、瑞士这样的富国目前仍有能力应对医疗费用的上涨，但其他国家将很快面临更加严峻的问题。这些问题包括现今的医疗保险作用逐渐弱化，国家必须介入医疗保健领域，以及普通人不得不支付更多的医疗检查、治疗或药物费用。

如果我们将医疗保健费用的增长和国内生产总值的增长进行比较，就能清楚地发现问题的严重性。全世界医疗保健支出的增长速度远超国内生产总值的增长速度。因此，普通家庭不得不将越来越多的可支配收入用在医疗保健方面。

英国的人均医疗保健支出是50年前的30倍，其中一半的增长是由通货膨胀造成的。英国有一个公共的医疗保健系统，叫作"国民医疗服务体系"（National Health Service，NHS）。它的资金完全来源于国家预算，而不是来源于雇主和员工的共同出资。正因如此，在预算吃紧的情况下，与美国、法国和德国那种基于保险的医疗保健系统相比，这种系统有时会遇到资金缺乏的问题。在这种体系下，患者有时需要等候很长时间才能进行手术，医生的选择也非常有限，而且患者本身需要承担的费用也越来越多。

为了降低保险费用支出，很多美国人会选择免赔额极高的险种。近年来，美国由个人支付的医疗保健费用增长了一倍以上，同期的人均工资仅增长了26%[11]。前文曾提到，美国并没有实施全民医疗保障系统。最新的调查表明，大约2800万美国人没有任何健康保险，约占美国人口的9%。虽然人们明知患病有可能使自己倾家荡产，但35岁以下的美国人中仍有1/5没有买健康保险[12]。

如果你觉得医疗支出的持续上涨仅仅是西方国家的问题，这种想法就有些片面了。2006—2016年，中国的医疗费用翻了两番[13]。近年来，中国政府正在努力实现医疗领域的现代化，提高对非传染性疾病的重视程度，加快新药的批准速度，扩大健康保险和医疗保健服务的覆盖人口。中国政府在医疗领域发起了多项改革，并努力提高医疗领域的资金投入。这些努力已初见成效，2001—2016年，由患者自费承担的医疗费用比例从60%降低到了29%[14]。

比起中国这样的经济大国，亚洲和非洲的其他发展中国家面临更加复杂的问题。这些国家往往既受到传染性疾病问题（如南非的艾滋病问题）的困扰，又有着较高的孕产妇死亡率和婴儿死亡率。举个例子，亚太地区的婴儿死亡率是经济合作与发展组织国家的8倍[15]。长久以来，这些国家的医疗保健系统面临着很多挑战。其中之一便是缺乏公共卫生基础设施，而要建立公共卫生基础设施就必须投入大量资金。如今，非传染性疾病越来越普遍，是发展中国家遇到的又一个严重挑战。同时，亚太地区又是人口密度较高的地区，人口总量占世界总人口的近60%[15]。不仅中国，新加坡、印度尼西亚、泰国、巴基斯坦等国的糖尿病和心血管疾病发病率都在持续升高。最近10年，南非的医疗费用年均增长率高达11.4%，比其总体通胀率高出5个百分点。

暂且抛开国家和人民负担能力的问题，我们先研究一下如此高昂的医疗支出是否得到了有效的利用。在这里，预期寿命是一项非常有用的指标。这是因为统计数据表明，一国人口的预期寿命与其医疗支出是密切相关的。一般来说，一国的人均医疗保健支出越高，国民的预期寿命也就越高。

随着老年人口的增长，非传染性疾病会越来越普遍。如果不有效控制非传染性疾病造成的医疗费用增长问题，那么提高预期寿命的代价就会变得异常昂贵，会给很多国家带来严峻的挑战（图2.3）。

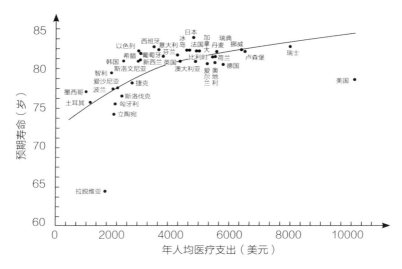

图2.3 2016年预期寿命与年人均医疗支出

数据来源：经济合作与发展组织（2019），医疗费用与融资形式数据库医疗费用指标；联合国（2017），世界人口展望。

非传染性疾病既给人们带来了巨大的痛苦又耗费了大量资金

通过前文我们了解了马尔多纳多一家的遭遇。这家人住在得克萨斯州的达拉斯市，妻子患上了癌症，而女儿则患有哮喘。包括这两种疾病在内的非传染性疾病是现代社会最关注，也是带来最多问题的一类疾病。

所有数据均表明，非传染性疾病病例在不断增加。世界卫生组织指出，到2060年，非传染性疾病病例会翻一番。最重大的五类非传染性疾病首先包括心血管疾病，即心脏和循环系统疾病，其次包括癌症、慢性呼吸系统疾病（如哮喘）、糖尿病和心理疾病。这些疾病影响着占相当大比例的人口，全球几乎所有的家庭都受到这类疾病的困扰，我们也都清楚它们给患者带来的痛苦。

非传染性疾病的潜在危险非常大，这是因为人们要与它们长期共存。《家庭医学年鉴》（*Annals of Family Medicine*）的一份研究报告指出，美国糖尿病病例的平均确诊年龄从20世纪90年代的50岁以上降低到2000年的46岁[16]。作者将这一问题归结为糖尿病早期检测技术的改进。这就是所谓的"领先时间偏倚"，即患者较早地对血糖水平升高进行了检查，因此确诊的时间也相应提前了。此外，身体超重和缺乏锻炼也会导致确诊的年龄降低。在美国，专家建议对所有45岁以上的人口进行糖尿病筛查。

糖尿病病例的平均确诊年龄为46岁，这到底意味着什么？在相对比较年轻的年龄患上慢性疾病，对患者来说意味着什么？

与传染性疾病不同，目前几乎不存在有效的药物能在短时间内彻底治愈慢性疾病。对于糖尿病，我们有必要区分它的两种类型：1型糖尿病和2型糖尿病。前者多见于儿童和青少年，是由遗传等因素引起的；后者占了糖尿病病例的近90%，除遗传因素外，患者本身的生活方式是后者的主要诱因。与其他非传染性疾病一样，2型糖尿病是逐渐形成的，往往需要几年的时间。身体超重和缺乏锻炼容易导致2型糖尿病。对糖尿病患者来说，由于他们体内的血糖水平调节功能受损，因此血糖水平会持续升高。长此以往，高血糖会严重损伤血管和血管所供应的器官。若不及时治疗，糖尿病会引发肾脏损伤、心脏病、失明等严重的并发症。因此，糖尿病绝不是一种没有害处的疾病。患者必须不断控制自己的饮食，监控自己的血糖水平，而且必须每日服药。此外，他们必须几十年如一日地保持这样的习惯。如果血糖水平得不到有效的控制，就会增加动脉损伤和肾脏损伤的风险。糖尿病患者的溃疡和伤口的愈合速度非常慢，因此如果患者的治疗效果不理想的话，他们很容易患上足部或腿部溃疡。而对患者家属而言，他们需要长期照料患有非传染性疾病的亲人，承受着巨大的压力。足部的一个创口足以给糖尿病患者带来很多不便，他们可能需要在别人的帮助下才能穿上衣服，敷上敷料，既不能行走太长距离，也不能驾驶车辆。他们的家属也不得不从工作中抽出时间来照顾患者。

心理疾病也属于非传染性疾病，也会给患者亲属的生活造成相当大的影响。有心理倦怠或者抑郁症的患者往往无法正常工作，同时也不愿意帮忙做家务。因此，他们的亲属既要努力工作，赚钱养家，又要处理家庭日常生活事务。

治疗非传染性疾病给社会和家庭造成了巨大的经济损失。在美国，非传染性疾病的治疗费用占医疗费用的86%，而在瑞士，这个比率为80%[17,18]。非传染性疾病的治疗费用占比如此高的原因有两个，一是非传染性疾病影响的群体非常庞大，二是相应治疗会在几十年内持续产生费用。世界经济论坛（World Economic Forum）和哈佛大学公共卫生学院（Harvard School of Public Health）估计，2010年全球在非传染性疾病方面的支出接近63000亿美元。这大致相当于日本和韩国的国内生产总值之和。在计算这一费用时，研究人员将直接和间接治疗费用，以及疾病导致的收入减少都计算在内。据估计，到2030年，非传染性疾病产生的总费用将提高一倍以上，达到130000亿美元[19]。

19世纪，医学的主要敌人是传染性疾病，到了21世纪，医学面对的是一个全新的敌人。非传染性疾病已经成为全球最常见的致死原因，截至2016年，这类疾病每年造成4400万人的死亡，约相当于第二次世界大战死亡人数的一半。在美国，有一半人口受非传染性疾病的影响。2010年，中国超越美国，成为拥有糖尿病病例最多的国家。

5种最为重要的非传染性疾病分别是：

（1）心血管疾病。心血管疾病是心脏疾病和血管疾病的统称。全球约有5亿人患有这类疾病。世界卫生组织指出，全球每年约有1800万人死于心血管疾病，发展中国家和新兴国家的死亡病例占3/4[20]。冠心病就是心血管疾病的一种，它会造成动脉硬化、心律失常，进而导致心脏病发作、中风，随着患者年龄的增长，还会导致心脏瓣膜疾病。其他主要的心血管疾病还包括心脏功能不全、肺栓塞、深静脉血栓形成和炎症性血管疾病。还有一些心血管疾病主要是由各种退行性、炎症性、传染性或遗传性疾病引起的。

很多非传染性疾病，包括一些心血管疾病是由一些可预防因素引起的，这些因素包括吸烟、酗酒、不健康的饮食习惯、肥胖和缺乏锻炼。除了预防措施外，及早检测和防治高血压、高血糖及高血脂等危险因素，也是对抗心血管疾病的重要手段。根据病情的不同，大多数治疗方案要么旨在改善脂代谢，控制炎症，要么旨在防止产生不必要的血凝块。

（2）慢性呼吸系统疾病。世界卫生组织调查表明，每年有近400万人死于慢性呼吸系统疾病，其中最常见的是慢性阻塞性肺疾病和哮喘。全球有2.35亿人患有哮喘。除了烟草烟雾外，造成这类疾病的原因还包括空气污染、工作场所的化学药品与粉尘，以及幼年时期频繁的下呼吸道感染。一般认为，慢性呼吸系统疾病是一类不可治愈的疾病。但现在有很多治疗手段可以促进呼吸功能改善，防止病情恶化，减轻气短问题。

（3）糖尿病。糖尿病是一种以葡萄糖和胰岛素代谢改变为特征的复杂代谢紊乱，其表现形式因类型而异。最新数据表明，全球有4.25亿人患有糖尿病，根据估计，平均每7秒就有一人死于糖尿病及其引发的心脏病、中风、肾衰竭等并发症。到2045年，全球将有6.3亿人患上糖尿病。

糖尿病有两种类型。1型糖尿病，也叫作幼年型糖尿病，是一种由遗传等因素导致的糖尿病，患者的胰脏不分泌或者分泌极少的胰岛素，从而造成高血糖症。

更常见的糖尿病是2型糖尿病，占糖尿病病例总数的90%以上。其特点是患者血糖水平较高、有胰岛素抵抗和胰岛素相对不足的现象。2型糖尿病的主要致病因素有身体超重或肥胖、缺乏锻炼和遗传倾向。若能及早发现糖尿病，人们就可以通过监控血糖水平、合理调节饮食和加强体育锻炼来预防其并发症。目前人们可以通过很多方法治疗这两种糖尿病，但实施这些治疗方法非常耗时，因为患者需要频繁监测自己的血糖水平。另外非常重要的一点是，人们只有通过定期筛查才能及早发现糖尿病。

（4）癌症。全球每年新增的癌症病例多达1700万例。据估计，到2040年，全球每年新增病例会增加到2750万例。目前全球每年有900万人死于癌症。现在能够识别的癌症种类超过250种，每一种癌症都有各自独特的基因组成。

所有癌症都有一个共同点——基因组突变造成细胞分裂失控。一般认为，纯粹的遗传性癌症病例仅占癌症总病例的5%～10%，绝大多数癌症都是由遗传因素和后天因素共同造成的，后者包括吸烟、酗酒、肥胖和饮食不当。

今天，很多癌症都是可以治疗的，若发现及时，有些癌症甚至可以是治愈的。每一种癌症的遗传特点各不相同，因此，个性化医疗（即针对每一种恶性肿瘤的基因特性而设计的治疗方案）已成为这一领域的重要研究方向。

（5）心理疾病。心理疾病包括心理障碍及神经退行性疾病。心理障碍主要包括抑郁症、双相障碍、精神分裂症等精神疾病。神经退行性疾病则包括痴呆症和自闭症等。这些疾病给患者及其家庭带来了沉重的负担。美国华盛顿大学卫生计量与评估研究所（Institute for Health Metrics and Evaluation）估计，全球约有5亿人患有抑郁症和焦虑症等心理障碍，这些疾病不仅影响患者的生活质量，还会影响他们的日常生活和工作能力。尽管如此，心理障碍及神经退行性疾病是两类不易发现的疾病。这两类疾病的社会污名化导致患者很难得到确诊，因此它们对经济和社会的影响被大大低估了。虽然目前存在很多可以治疗这些疾病的方法，但大多数患者并没有得到更好的治疗。

中国糖尿病的流行现状

石玛丽（音）是中国年轻一代中患有糖尿病的典型案例。三十多岁的她居住在上海，是一名受过良好教育、有着光明未来的软件工程师。自石玛丽出生以来，中国逐渐成长为世界第二大经济体，经济发展也对中国社会产生了巨大影响。整个上海拥有600多家星巴克咖啡店，这是中国迈向全球化的一个表现。每个人都有机会享受到任何一种西式快餐。

这种生活方式也带来了一些负面影响。石玛丽从18岁起便患有2型糖尿病。事实上，通过健康的生活方式是可以预防或者至少延缓这一疾病的。当时的她正在备战高考，有一天，她突然感到不适，所有人都认为这是压力过大导致的。但是医生得出了不同的结论：她患上了糖尿病。她在网络上分享自己的故事时写道，比起每天的治疗，糖尿病造成的心理影响以及她为此所经历的歧视，更令她感到痛苦。

几年来，中国的糖尿病发病率越来越高[21]。石玛丽年纪轻轻便被诊断出2型糖尿病，这样的案例确实少见。但在中国，越来越多的年轻人患上了糖尿病。与其他国家相比，中国年轻人患糖尿病的比例相对较高，而且这个比例还在快速升高。过去40年，中国糖尿病发病率从1%提高到11%。换句话说，每10个中国人中就有一个患有糖尿病。中国的糖尿病患者占全世界糖尿病患者的1/3。当然，造成这一问题的原因之一是中国的经济增长改变了国民的生活方式，导致中国的超重和肥胖人口不断增长。据估计，中国40%的人口体重超标。遗传因素也是中国糖尿病流行的重要因素，亚洲人的基因特点决定了他们会在比白种人或黑人肥胖率较低、年纪较轻的情况下患上糖尿病。

糖尿病的流行给中国的卫生系统带来了挑战。在中国，医院门口排起长队的情况并不少见。因此，像远程医疗这样的数字医疗方案对中国格外重要。而糖尿病等慢性疾病的患者需要对病情进行持续监测，定期就医。因此，中国医疗资源不足的问题使得这类患者很难得到医治。研究表明，中国70%的糖尿病患者了解自己的病情，只有25%的患者得到了医治。据估计，中国糖尿病患者家庭需要将24%的收入用在相关药物上[22]。而且，新型药物需由患者自费购买，所以很多家庭都负担不起。石玛丽非常幸运，她的收入足以使她能够负担起更先进的治疗方案。

墨西哥的心血管疾病流行现状

当前非传染性疾病越发普遍，给人们造成了巨大的痛苦，墨西哥也遇到了这样的问题。墨西哥人口超过1.23亿，是美洲人口数量排名第三的国家，仅次于美国和巴西。这个国家深受心血管疾病的困扰。虽然自1990年以来，经济合作与发展组织国家人口死于心血管疾病的风险降低了50%，但是在墨西哥，这个风险仍然很高[23]。

饮食因素是导致心血管疾病的一个重要因素。在墨西哥，70%的人口身体超重或者肥胖，30%的人口患有高血压[24]。近年来，在很多发展中国家兴起了一种新的饮食习惯，墨西哥是其中的一个典型代表。人们放弃天然、健康的食品，而选择高热量的深度加工食品。这类食品不易腐败，而且比传统食品更加便宜。以碳酸类饮料和乳制品饮料为例，1999—2006年，这类高热量饮料在墨西哥的消费量翻了一番，平均每人每年消耗掉163升，远超其他国家。甚至比汽水的发明国——美国的年人均消费量还要高40%[25]。墨西哥人对含糖饮料的热爱无以复加，甚至有10%的婴儿在6个月大的时候就被喂食各类含糖软饮料[25]。有人认为，墨西哥人之所以每年消费掉这么多的软饮料，是因为当地的自来水质量非常差。

在尤卡坦州（Yucatán）梅里达（Mérida）市，随便走进一家街角的杂货店，你在货架上几乎找不到瓶装水。相反，冰柜里全是琳琅满目的碳酸饮料，它们的价格甚至比瓶装水还要便宜。为了调查墨西哥人对软饮料的成瘾问题，《BBC新闻》（*BBC News*）的调查人员在梅里达的一个贫困街区拜访了一位名叫西尔维娅·塞格拉（Silvia Segura）的女性。她家里的墙上挂着固定吊床的钩子，家人平时都睡在吊床上，因为这比睡在床上更舒服、更凉爽。但客厅里却放着一张双人床，这是为西尔维娅的母亲准备的。她的母亲得了重病，无法爬上吊床，去世前一直睡在这张双人床上。在调查人员拜访前，她的母亲已经死于2型糖尿病并发症。西尔维娅告诉调查者，她母亲在生命的最后一刻，仍然迷恋着含糖饮料。西尔维娅说："我们全家人都爱喝可口可乐，我的母亲是可口可乐的忠实粉丝。没有可口可乐，她根本活不下去。"[25]在她母亲住院期间，西尔维娅经常趁看望她的时候偷偷带进去一些软饮料，让她喝上几口。

从确诊糖尿病到患上心血管疾病只有几步之遥,西尔维娅的母亲就是这种情况。糖尿病患者患上心血管疾病的风险是非糖尿病患者的两倍。研究表明,在墨西哥,只有不到一半的高血压患者了解自己所患的疾病。即使了解自己的病情,很多人也不知道如何配合医治。在墨西哥,只有不到一半的人口拥有健康保险,而参保人群也需要自费支付一半的医疗费用。卫生经济学家预测,综合考虑心血管疾病的直接成本(治疗和药物费用)和间接成本(疾病造成的劳动生产率降低),到2030年,墨西哥心血管疾病的经济成本会升高到每年250亿美元[26]。

2004年以来,为了使更多的人享有医疗卫生服务,并提高卫生服务质量,墨西哥大幅提高了人均医疗支出[27]。但是,非传染性疾病病例的急剧增多给医疗卫生系统带来了沉重负担,尽管政府投入了大量的资金,医疗卫生系统仍然不堪重负。2014年,墨西哥政府为了纠正国民不健康的饮食习惯,决定对含糖饮料、薯条、巧克力棒等非必要的高热量食品征税。这导致此类商品的价格上升了10%。研究表明,征税举措降低了含糖软饮料的消费量。但是,植根于墨西哥文化中的饮食习惯很难改变,这类干预措施需要很长时间才能奏效。就目前来看,墨西哥心血管疾病的发病率并没有因此显著降低[28]。考虑到墨西哥很多超市外墙都涂满了可口可乐的广告,人们在每一个街角都能轻松买到软饮料,这一点也就不足为奇了。

很显然，非传染性疾病问题是一个影响数十亿人的全球性问题。越来越多的人承受着糖尿病、癌症、心理疾病或心脏疾病造成的痛苦。这给全球各国的医疗卫生系统造成了严重的成本压力，令没有参保的人倾家荡产。目前，绝大多数国家还没找到解决这一问题的可持续方案。

第3章 ◀
数字化将是医疗保健系统成功的关键因素

本章的主要论题有：

● 人们对疾病预防缺乏足够的重视，用于预防医学方面的支出仅占医疗保健总支出的不到3%。

● 当前的医疗保健系统与它的名字并不相称，人们更重视疾病的治疗而轻视健康的维持。我们爱护自己的汽车胜过自己的健康，人们会严格遵守私家车的保养计划，但很少进行必要的身体检查和疾病筛查。

● 大约50%的疾病是由人为因素造成的。有将近50%的非传染性疾病可以归结为以下4个因素：过量饮食及饮食不当、缺乏锻炼、长期吸烟和酗酒。

● 数字技术能够帮助我们加深对自身健康及其影响的认识。它能起到类似于药物的作用，协助我们改变自己的行为习惯和生活方式。

● 数字技术就像是保障我们健康的"全球定位系统"，它能使我们充分认识到自己对个人健康的责任。

● 当今的医疗保健系统面临着严峻的挑战，而数字化是成功应对这些挑战的关键。它不仅有助于确保人人能够享有更加便捷、更加优质的卫生服务，还能有效抑制医疗卫生费用的上涨。

● 合理实施数字化措施，能够提高医疗保健系统的效率。而在各地财政资源有限的前提下，整个医疗保健系统的效率提升意味着卫生医疗效果的改善。

非传染性疾病几乎会影响到我们每一个人。糖尿病、高血压甚至癌症等非传染性疾病，影响着我们自己或者我们亲人、朋友们的健康。我们通过前文分享了几名调查对象的经历，其中包括美国的安娜玛利亚·马克尔和戴维·马尔多纳多，中国的石玛丽，以及墨西哥的西尔维娅母女。通过这些案例我们可以发现，非传染性疾病会给家庭带来严重的经济和心理负担。在许多发达国家，健康保险公司确实承担了由疾病造成的直接成本。但是，疾病同样会使人蒙受大量的间接损失，尤其是花在照料患病亲人上的成本。即使在富裕的国家，非传染性疾病也会给相关家庭造成相当严重的影响。

在瑞士，一个中等收入的四口之家会将25%的家庭收入用在医疗保健方面[1]。韩国的一项研究表明，韩国70%的癌症家庭会把绝大多数家庭储蓄用在照料、看护患癌亲人上。这项研究还表明，为了缓解看护亲人的经济压力，1/5的人选择搬入更小的房子生活[2]。

如何才能减轻这些家庭的负担呢？歌德在《浮士德》中这

样写道："我虽然听过福音，无奈缺乏信心。"这句诗能够完美地解释问题的所在。我们必须承认，非传染性疾病并不完全是天生的。很大程度上，我们能否患上某种非传染性疾病取决于我们自己。人们不仅能从自己的医生那里，还可以通过大众媒体知悉这个道理。如今人们也都明白体育锻炼和健康饮食的重要性。但是，大多数人都会对这一令人不安的事实视而不见。

世界卫生组织估计，大约一半的非传染性疾病风险是可以人为控制的。以心血管疾病为例，据估计，人们可以通过预防降低80%的患病风险。即使是癌症，人们也可以借助生活方式的改变，降低30%～50%的患癌风险[3,5]。由此可见，疾病预防是我们控制非传染性疾病、克服医疗卫生费用危机的关键手段。

世界卫生组织还重点指出了能够降低非传染性疾病风险的4个重要因素，分别是：

（1）健康的饮食。近几十年来，许多发展中国家的生活水平大幅度提高。人们的饮食发生了根本性的变化，饮食中所包含的热量增多。人们摄入更多的脂肪和糖类，食品中添加了更多的糖类和较少的膳食纤维[4]。最近30年来，全球人均脂肪摄入量升高了近50%。世界卫生组织建议，人们应当将盐的每日摄入量降低到5克，减少对饱和脂肪酸的摄入，并代之以不饱和脂肪酸（如橄榄和坚果中所含的脂肪酸）。世界卫生组织还建议人们每天至少食用400克的水果和蔬菜。不健康的饮食会提高人们罹患心血管疾病、肠癌或胃癌的风险。

（2）充足的锻炼。要想达到良好的锻炼效果，偶尔散散步或者骑自行车是远远不够的。缺乏锻炼是指成年人每周进行中等强度运动的时间低于150分钟，或高强度运动时间低于75分钟。快走或者使用吸尘器属于中等强度运动，而慢跑、踢足球或者有氧操则属于高强度运动。全世界近1/4的人达不到这一标准。缺乏锻炼的问题在较年轻人群中尤为突出，世界卫生组织建议儿童和青少年每日至少锻炼60分钟。锻炼的形式可以是围着操场跑步，也可以是骑车去上学。在儿童和青少年中，只有20%进行了充足的体育锻炼，1/4的青少年没有进行足量的锻炼。考虑到体育锻炼对健康的重要意义，这些数据足以令人警醒。经常进行体育锻炼能够降低心律失常、中风，以及患糖尿病、乳腺癌和结肠癌的风险。数据表明，整天躺着或坐在沙发上看电视会使预期寿命减少4年，这是一个不小的数字。另外，体育锻炼对心理健康也是很有帮助的[5]。在发达国家，生活质量的改善导致人们缺乏运动，而世界上最贫穷国家之一的乌干达与之形成了鲜明对比。95%的乌干达人不缺乏充足的运动，这个比例位居全球首位。产油国缺乏锻炼的问题尤其严重。在这些国家，目的地离得再近，人们也会选择驱车前往。科威特是最热衷于这种久坐生活方式的国家，该国67%的人口严重缺乏体育锻炼[7]。

（3）戒烟。吸烟增加了人们患上肺癌、慢性呼吸系统疾病和心血管疾病的风险。根据世界卫生组织的指导意见，即使吸一支烟也会对健康产生负面影响，因此人们应该完全拒绝吸烟。20世纪70年代以来，西欧和北美地区的烟草消费量大幅下降，但亚洲和东欧地区的烟草消费量仍然很高。在印度尼西亚，3/4的成年男性有吸烟习惯，而在中国，这个比例是1/2。70%以上的肺癌病例，42%的慢性呼吸系统疾病病例，以及10%的心血管疾病病例是由吸烟造成的。根据世界卫生组织计算，吸烟产生的全球医疗成本每年高达14000亿美元。

（4）适度饮酒。酒是人类文化的一部分。画廊开业，喝上一杯普罗塞克①，过生日时喝一瓶香槟，或者与同事去酒吧小酌一杯啤酒，又或者在圣诞集市上喝一杯热葡萄酒，这些都已经成了人们的文化烙印。你还记不记得上一次出去吃饭但没有喝酒是什么时候？如果你在聚餐时不喝酒，朋友或许会问你是否一切都还安好，或者是否感觉不舒服？很多人都有独酌几杯的习惯，他们认为喝酒能让自己更好地应对人生。一支烟足以对健康产生直接影响，但酒就不一样了。一般认为，适量饮酒是"低风险"的。但专家对"适量"有着不同的看法，全世界并没有统一的标准。在德国，健康专家认为"适量饮酒"的上限是每名男性每天两杯啤酒或葡萄酒，女性则是每天一杯，这相当于24克或12克

---

①　意大利产的起泡白葡萄酒。——编者注

纯酒精。人们应该至少一周有两天不饮酒。这是因为酒精对健康的影响不仅与饮酒量有关，还与饮酒的频率有关[6]。在富裕的国家，人们往往会过度饮酒。欧洲是饮酒量排名第一的地区，这也造成了很多致命的后果。酒精具有细胞毒性作用，不仅会导致心血管疾病和肝硬化，还会诱发食道、胃、肠道肿瘤。此外，研究表明，饮酒会影响大脑功能。过度饮酒给医疗卫生体系带来了数十亿美元的成本，对劳动生产率造成了严重的负面影响，同时也对酗酒者及其家人造成了无法估量的痛苦。

2010年，世界卫生组织与联合国成员国开展合作，完成并发表了一份有关非传染性疾病流行的研究报告[5]。世界卫生组织希望借此分析全球非传染性疾病的流行现状，并研究出严格控制非传染性疾病的策略。两年后，联合国成员国共同公布了控制非传染性疾病的9个全球性目标和一套衡量非传染性疾病防治进展的标准化方法。这些目标和方法既着眼于病例总数，又重视相关疾病风险因素的流行问题。公布出来的全球性目标包括：将烟草消费量和盐摄入量减少30%；减少过量饮酒，将酒类消费量减少10%；将缺乏运动的人口减少10%。实现这些目标的期限为2025年，但可惜的是，情况并不理想。在2017年的中期报告中，世界卫生组织警告各成员国，各国的进展非常缓慢，而且不同国家对目标的完成情况相差甚大[8]。

尽管世界卫生组织制定了明确的目标和预防措施（如对烟草

和酒类课以重税，制定严格的食品政策），但这些目标和措施的推进异常缓慢，有的甚至完全没有得到落实。当前的医疗卫生体系对非传染性疾病预防和筛查的重视程度远远不够。如果我们将解决非传染性疾病的责任转移到每个普通人身上，我们将不可能达成目标。我们需要重新审视整个医疗卫生体系，甚至需要重塑这个体系。各方需要就有关个人自由的健康责任问题展开对话。虽然我们生活在一个充分保障个人自由的世界，但作为社会整体，我们需要承担由此产生的各种成本。

回顾历史，我们发现，西方的医疗卫生体系原本是为了应对急性传染性疾病而设计的。97%的医疗卫生支出用在了疾病的治疗上，只有3%的支出用在了疾病预防上。2008年，全球经济衰退发生后，用在疾病预防上的比例进一步降低，并造成了灾难性的后果。出现这一后果的原因是，非传染性疾病与传染性疾病不同，后者需要紧急而短期的医治，而非传染性疾病的治疗会在几十年的时间里持续产生费用[9]。

经济合作与发展组织国家在疾病预防方面的支出存在重大差异。例如，加拿大和英国在这方面的支出是经济合作与发展组织国家平均水平的两倍，而希腊仅仅将1.3%的医疗卫生支出用在疾病预防上[9]。为什么我们不愿意把钱花在预防上呢？

把目光转向生活的其他方面，我们会发现，有效的预防机制随处可见。举个例子，德国就明确规定，一辆汽车在行驶一定的里程后，车主必须送去检修。德国还规定，每隔一段时间，人们必须对车辆进行检查。诚然，道路安全十分重要，但这样的机制不应该也用在我们的个人健康上吗？一项研究表明，只有大约一半的德国人定期去医院检查，而女性相较男性稍微更在意自己的健康[10]。连汽车都需要每隔一年进行一次检查，为什么我们不愿意定期去医院检查自己的身体呢？

很多情况下，患者在发现自己患有某种疾病（如糖尿病）的时候，疾病已经对身体产生了不可逆的损害。举例来说，糖尿病可能导致的后果有肾衰竭、截肢、失明等。即使这些最严重的后果不会立即出现，我们也应该努力预防非传染性疾病，从而减少未来几十年的疾病治疗费用。我们都应该知道造成这些疾病的风险因素，我们也应该知道如何加以预防。每个人对自己的健康都负有责任，政府也需要承担它相应的责任。及早检查不仅能减少患者痛苦，还能减少疾病和并发症的治疗费用。

以身体超重为例，它严重影响年轻人的健康。但是，极少有学校教育学生养成健康饮食的习惯，并使学生认识到体育锻炼的重要性。不然，怎么会有80%的学生缺乏锻炼呢？有证据表明，我们的孩子在学校每天进行1个小时的体育锻炼，可以更加健康，更能适应未来。可是实施起来为什么这么难呢？虽然我们都知道烟草和酒精对健康的危害，但仍然有很多国家没有制定相应的法律来规范酒精和烟草的消费。在某些方面，过去的医学理念甚至比现在还要先进。这里不得不提一提石玛丽祖先的智慧，中国有句古话是这样说的："夫病已成而后药之，乱已成而后治之，譬犹渴而穿井，斗而铸锥，不亦晚乎？"[11]

历史模型：中国古代的预防医学

中国古代的医疗保健理念与我们现在的理念大不相同。古代中国人会以整体的眼光看待健康问题，注重身、心、灵的平衡。现代人眼里的健康，是指没有疾病。而在古代中国人眼里，这样的观点过于片面。古代中国人认为，即使一个人没有任何疾病，也不一定是健康的，真正健康的人是实现身、心、灵平衡的人。一句中国谚语将其总结为"下医治标，中医治本，上医治人"[11]。

当时医生的职责是帮助人们过上更好的生活，他们向人们提出建议，教他们如何正确获取营养，如何健康地进行锻炼，以及如何实现心灵上的平衡[11,12]。这样的医疗保健系统着眼于疾病的预防。

当代模型：瑞典的口腔疾病预防体系

瑞典的口腔疾病预防是预防医学的另一个榜样。即使在瑞典这样的富裕国家，如果没有额外的牙科保健计划，人们每次看牙医也都需要自掏腰包。50年来，瑞典一直在采用一种独特的牙科保健体系。

在瑞典，23岁以下的儿童、青少年可以定期进行免费的牙科检查，父母无须为此掏钱[13]。因此，每一个年轻人都会定期会见牙医。另外，政府为老年人或残疾人提供大量牙科保健补贴。牙医则会向人们提供如何保持口腔卫生的建议，并向他们解释含氟牙膏的重要性。中小学和幼儿园也会教学生如何保持口腔卫生。

瑞典的医疗统计数据表明，他们的口腔疾病预防体系是非常成功的。瑞典的大多数儿童都没有任何蛀牙或龋齿现象。1985—2005年，瑞典无蛀牙的儿童数量增加了两倍。1985年，4/5的12～19周岁年轻人有蛀牙问题，而在今天，这个比例降低到了2/5[14]。与疾病治疗相比，疾病预防不仅能使人们免于痛苦，更能降低支出费用，而这正是拯救医疗保健系统的必要手段。

新加坡的健康促进委员会

新加坡的医疗保健系统是亚洲的典范。这个岛国非常重视预防性保健工作。政府在2001年设立了健康促进委员会（HPB）。这家政府机构致力于促进民众肩负起保持自身健康的职责[15]。

新加坡人为什么如此重视预防性公共卫生设施？新加坡健康促进委员会主席菲利普·李（Philipp Lee）解释道：

到2040年，新加坡人口的预期寿命将上升至世界第三的位置。因此，我们必须让新加坡人过上健康的生活，确保他们既长寿又健康[15]。

与全球其他国家相比，新加坡在卫生领域的支出占比相对较小，仅占其国内生产总值不到5%。由于新加坡重视疾病预防工作，该国即使存在人口老龄化问题，也能将医疗卫生支出维持在较低水平。

健康促进委员会所实施的措施涉及很多方面，其中包括：对40岁以上的人群提供体检补贴；在中小学和幼儿园普及健康饮食教育和营养教育；方便学生在学校看牙医；推行国家体育项目；增强民众健康睡眠意识，使人们充分意识到养成健康睡眠习惯的重要性；在儿童、父母、管理人员和员工中开展心理健康项目，等等。这样的例子还有很多，此处不再一一列举。

2018年，新加坡在全国820个场所，包括购物中心、城市公园，向民众提供免费的体育锻炼项目。此外，为了鼓励民众运动，它还采用了数字化的激励措施。早在5年前，新加坡就推出了"健康365"App，有近一半的国民下载了这款手机应用，用户可以利用它参加每年一度的"全国徒步挑战"。参与者会得到一个免费的健身追踪器，它会根据人们每天行走的步数计算积分。人们可以用积分在各种商店兑换商品。在这项挑战的最后有一个大型抽奖活动，人们可以赢得机票和其他奖品。

健康促进委员会实施的各种项目深受人们欢迎。一名女学生表示：

我的体重减轻了，饮食和饮食偏好也跟过去不一样了。我现在很少吃含盐量高的食物，我非常在意自己吃什么。我还上了舞蹈和游泳的课。我觉得自己身体更轻了，这种感觉非常好。[15]

不过，尽管新加坡为此做出了很多努力，但仍然未能完全避免非传染性疾病的流行。一项研究表明，到2050年，新加坡糖尿病患者数量占全国人口的比例将升高到15%[16]。这项研究对此给出了两个我们非常熟悉的原因：人口老龄化和肥胖率的升高。

西班牙的健康饮食计划和全科预防医学

西班牙在很多方面堪称各国的楷模。彭博新闻社最新公布的健康指标排名显示，西班牙已经超越意大利，升至这一排名的榜首位置，后者曾连续几年占据第一的位置。接下来是另外4个欧洲国家：冰岛、瑞士、瑞典和挪威。再往后是日本和新加坡，这两个国家也是亚洲排名第一和第二的国家。澳大利亚和以色列也挤进了这项榜单的前10名。这项指标用预期寿命等多个变量得分，减去包括烟草、酒精消费、肥胖等健康风险得分，来综合评价一国民众的健康状况。这一指标还纳入了一些环境考量因素，如卫生条件和民众获得清洁饮用水的难易程度。[17]

华盛顿大学卫生计量与评估研究所预计，到2040年，西班牙人口的预期寿命将达到86岁。西班牙如此高的预期寿命主要归功于该国优秀的医疗保健服务，尤其值得一提的是，西班牙初级医疗保健部门拥有一批训练有素的医生。他们鼓励患者采取预防性保健措施，这对继发性疾病的发展具有特别积极的影响。近十年来，西班牙的心血管疾病和癌症病例持续下降，其中一个重要原因便是该国对预防医学的重视。另一个原因则是地中海沿岸国家比较健康的饮食习惯。该地区的民众喜欢食用橄榄油和坚果，这有助于预防心血管疾病。

通过对预防医学和非传染性疾病的讨论，我们发现更好的医疗保健服务并不一定意味着更高的费用支出。提高生存质量的关键在于我们是否愿意和是否能够重新审视生活方式和生活习惯，以及是否重视预防医学在医疗保健系统中的作用。此外，政策制定者必须在不过度限制个人自由的前提下，倡导人们形成健康的生活方式。我们必须适时地提出更加智慧的理念，建立更加明智的激励机制，采取更加积极的措施。

数字化是未来医疗领域的必由之路

数字化，即将纸面上的模拟数据转换为数字信息，并不是什么新现象。如今，计算机和智能手机无处不在，互联网也算不上是新发明。看一看汤姆·汉克斯（Tom Hanks）和梅格·瑞恩（Meg Ryan）主演的《电子情书》（*You've Got Mail*），你就会发现数字技术在很多年前就出现了。第一封商业电子邮件早在30

年前就出现了。今天成长起来的这代人没有前互联网时代的记忆。对"Z世代"（即1995—2009年出生的年轻人）来说，用智能手机购物、通过社交媒体联系朋友、利用网络获取新闻是再平常不过的事情。他们每几分钟便查看一下WhatsApp上的信息，但几乎从来不检查自己的信箱。

但是，医疗部门进入数字时代的步伐却是非常缓慢的。传真仍然是自营诊所全科医生最主要的通信方式[18]。在大多数国家，医生之间的通信仍然借助于患者转介信，而这些邮寄信件通常会在患者接受治疗几个星期后才会送达。如果患者更换医生，大多数情况下，新医生都不会立刻查看到他们的病史和就诊记录。如果患者想看自己的病历，幸运的话，他们可以要求医院提供医疗报告和检验结果的复印件。但是，由于医院通常不发送这些报告给患者本人，而只发送给他们的医生，因此这个要求基本不会得到满足。这样一来，患者可能需要进行多次相同的检验，这不仅浪费金钱，同时还浪费了宝贵的时间。

当然，医疗部门也在数字化方面取得了一些成就。在美国，医生将电子处方发给药房已经成为医疗部门的标准做法。爱沙尼亚是数字医疗的先驱。该国在十年前就开始向国民提供统一的电子病历。此外，实施远程医疗，采用电子格式的用药方案和电子处方也已经成为该国的惯例[19]。

虽然医疗部门的数字化进行得比较缓慢，但这一进程不能停止，它是医疗保健行业发展的必然趋势。因此，我们必须深入探讨它对医学的重要影响。数字化变革能为医疗保健领域带来哪些机遇？它将如何帮助我们应对人口结构变化、非传染性疾病流行和医疗费用持续增加等重大挑战？数字医疗领域又有哪些值得我们慎重考量的问题呢？

为此，我们确立了未来能够推动医疗保健行业数字化转型的5个方面，以充分发挥数字化在这一领域的关键作用。这5个方面互相依存，并在医学进步的帮助下，共同促进医疗保健行业的转型。它们中任何一个都不能独立发挥革命性作用，只有全面重视这5个方面，人们才能掀起医疗保健行业的变革大潮，席卷从医学研究到预防、诊断、治疗，乃至薪酬和管理制度等方方面面（图3.1）。

数字化能够帮助人们养成健康的生活习惯

我们都知道，要坚持完成年初定下的目标是十分困难的。多少次我们下定决心要减掉上一年增加的烦人赘肉，但却以失败告终。现实是我们很难取得持久的成功。改变自己的习惯需要极其强大的毅力。

数字技术能够帮助我们长期追踪自己的生活方式。众所周知，生活方式的选择会对我们的健康产生重要影响。数字技术则能帮助我们利用这一规律改善健康，这方面的例子包括健康追

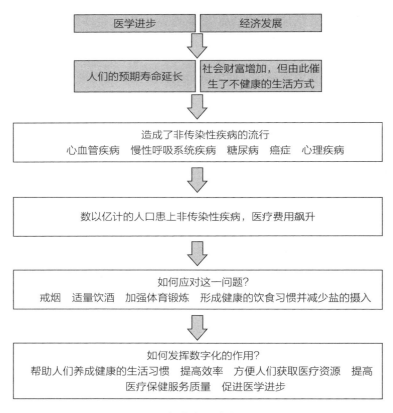

图3.1 医学进步及其带来的变化

踪器、电子秤，另外还包括能够提醒患者按时按量服药的服药管理App。

数字化能够提高效率

不断上涨的医疗卫生支出是医疗保健系统面临的一大挑战。

造成这一问题的某些因素是不可避免的，如人口结构的变化。但另一些因素，如系统的低效和资源浪费，则是完全可以避免的。数字技术能够在提高效率方面起到决定性作用，从而减轻医疗保健系统的成本压力。

新英格兰医疗保健研究所（New England Healthcare Institute）的一项研究表明，美国有30%的医疗保健支出属于不必要支出，换句话说，削减这部分支出不会对医疗保健系统产生任何负面影响。这意味着美国每年可以节省7000亿美元[20]。

美国医疗部门的治疗效率低下，比如急诊科。统计数据表明，医院急诊科所接诊的病例中，71%没有必要或完全可以避免采用急诊方式[21]。其中，24%的病例不属于急症，40%的病例可以由初级保健医生处理，还有10%的病例则完全可以不用就医。在美国，患者前去急诊科就诊的最常见原因是头痛、背部疼痛和尿路感染。每去一次急诊科平均要花费1233美元[22]。

人们选择去急诊科就诊的主要原因是他们不知道应该去哪里就诊，或者就诊时间不在常规的办公时间内。农村地区缺乏初级保健医生，因此这种情况尤为常见。在美国，造成这一现象的另一个原因是，没有健康保险的患者往往会选择去急诊科就诊，这是因为急诊科必须接诊任何类型的患者，无论他们的健康保险状况或支付能力如何。据估计，美国每年由不必要的急诊科接诊带来的医疗支出高达380亿美元[20]。

数字技术可以帮助急诊科筛选出真正需要紧急医疗救助的患者。在本书的第二部分,我们将介绍创新型公司奥斯卡健保公司(Oscar Health),它开发的聊天机器人能够有效引导患者获取相应的医疗保健服务。假设有位患者某个周六晚上出现尿路感染,这个时间不是初级保健医生的常规接诊时间。原本想去急诊科就诊的他将听取奥斯卡健保公司聊天机器人的建议,选择医生提供的远程接诊,医生可以立刻为他开具处方。这个例子说明数字技术可以提高医疗保健行业的效率。

数字技术可以促进医疗大众化

非传染性疾病的流行给医疗保健行业带来了全新的挑战。越来越多的慢性疾病患者令卫生体系不堪重负。排队就诊并不是发展中国家的独有现象。在美国,预约看病也越来越难。一项研究表明,从2014年到2017年,美国的候诊时间增加了30%[23]。

另外,医生给患者接诊的时间只有短短的几分钟。几所欧洲大学的研究人员调查了67个国家的全科医生花在患者身上的平均时间[24]。他们发现,在1/3的上述国家里,全科医生平均花在每个患者上的时间不超过5分钟。在中国,平均时间只有2分钟。而在德国、新加坡和以色列,平均时间不超过10分钟。美国和瑞士这方面做得更好,平均时间分别为20分钟和15分钟。接诊时间短的原因很简单,医生有太多的行政工作。统计数据表明,不同国家的医生情况各不相同，医生最多将50%的工作时间用在了行政工作上[25,26]。

有些地区人口稀少，远离卫生医疗设施，或者经济极不发达，民众很难获得医疗资源。在这样的地区，数字技术可以帮助人们有效获取医疗资源。数字技术不仅可以帮助生活在非洲草原上的人们，还可以帮助美国人口稀少的中西部地区，以及缺少诊所的德国东部地区。这些地区的患者可以通过视频聊天接受医生的诊断，并通过电子处方获取网上药店提供的药物。

数字技术已经深刻改变了很多行业，使其走向大众化，拓宽了民众获取各种资源的渠道，也降低了产品和服务的价格。美国家庭音像行业就是其中一个典型案例，这个行业在最近10年发生了翻天覆地的变化。此前，普通家庭从附近的音像店租赁数字通用光盘（DVD）在周末晚上看电影，是一件再平常不过的事情了。而在人口稀少的地区，这样的音像店并不常见，因此人们只能观看电视上播放的电影。如今，人们已经很难再找到出租音像制品的商店了。美国最大的音像出租公司——百视达（Blockbuster），已经于2010年倒闭。家庭音像行业在极短的时间内就完成了数字化进程。网飞（Netflix）、Hulu（一家视频网站）、苹果公司、亚马逊Prime成为这场转型的赢家。值得注意的是，以上公司都是这个行业的新入局者。人们不再租赁电影光碟，而是选择借助互联网流媒体视频平台观看电影。2018年，网飞利用这种商业模式共吸引了1.4亿用户，其公布的收入接近150亿美元[27]。

顾客同样也从中获得了实惠。原先的音像租赁店一般会在晚上十点关门，现在没有人担心流媒体平台商店打烊。基础设施落后的地区从中受益最多，但前提是这些地区接入了互联网。过去，这些地区远离供应链，无法获取相应的服务。而在今天，用户能随时随地访问流媒体内容。流媒体服务不仅全天开放，还能向客户提供个性化建议。音像行业的这种变化表明，民众能够从数字化转型中获益，不仅支付的费用更低，还能拥有更多的选择余地。这一转变同样可以发生在医疗保健行业。

数字化能够提高医疗服务质量

除了人口结构变化、非传染性疾病的流行和医疗支出的迅速增加之外，我们的医疗保健系统还受到医学知识的成倍增长带来的冲击。

在20世纪50年代，人们得出一个经验结论：每隔50年我们的医学知识储备就会翻一番。到了2020年，专家估计，每隔70天医学知识储备就会翻一番。这意味着，仅仅依靠自身，人类很难掌握如此复杂且海量的医学知识[28]。即使持续接受高强度的教育，很多医生也很难跟得上医学信息在广度和深度上的扩大，以及知识的增长速度。

数字化有助于医疗保健行业从业人员个性化、个案化地从医疗保健行业获取不断更新的知识。带有搜索功能的现代数据库使医生可以轻松查找到特定医学主题的相关刊物。数字化可以帮助医生在更广的范围内建立起一定的质量标准,并逐步提高这些标准。数字化的决策工具可以根据最新的医学知识和指南,帮助医生制订出最佳的治疗方案。此外,数字通信简化了医生之间的协调工作。这些数字化应用不仅能帮助顶级的医学专业人士,还给农村地区小型私营诊所、医院的医生带来便利。这些医生在行医过程中可能会接触到一些罕见的疑难病病例,而远程医疗可以帮助他们从其他医生那里获取处理这类病症的补充性建议。数字助手可以使用图像识别来评估症状,帮助医生做出诊断,实施适当的治疗手段。

数字化能够促进医学研究

最近几十年的医学进步也使医学研究的复杂度呈指数级增长。人类基因组测序工作的完成具有非常特殊的意义,由此也产生了大量的数据。如果没有计算机的计算能力,这些数据几乎无法处理。

如果没有数字化变革,基因治疗这一新技术,无论是应用于肿瘤治疗,还是抗击遗传疾病,都是不可能实现突破的。换句话说,数字技术促进并加快了医学进步。如果没有数字技术,满足小部分患者甚至单个患者需求的个性化医疗将是不可想象的。虽然到目前为止，个性化医疗的适用范围很小，但它潜力是巨大的。

医学知识复杂度急剧上升的一个体现是药物研发成本显著增加。20世纪70年代，一种新药的平均研发费用为1.79亿美元。到20世纪80年代，这个数字已经翻了一番。目前，一种新药物从体外评估到获批上市，其平均投入成本高达25亿美元[29]。新的数字技术，如健康数据库、算法和人工智能，在医学研究中的应用可以帮助人们有效降低成本。

数字化已经在当今的医疗保健领域掀起了一场变革，它对未来的影响将更为深远，更是应对当前医疗体系所面临挑战的关键。与此同时，新的医疗数字化变革也给我们提出了新的问题：我们将如何保护个人的医疗隐私？我们将如何确保医疗数据拒绝未经授权的访问？在一个医疗费用不断增加的体系里，患者信息越来越透明，我们将如何在各部门互相协作的基础上，保证患者能够参保？人们的各种数据不断被汇编、存储，并成为可供利用的医疗信息，在这种情况下，我们将如何保证个人在医疗健康方面的充分自由，确保人们能够自由支配自己的身体，自由选择自己的生活方式？

在本书的第二部分，我们将更深入地研究这些问题，并通过6章内容探讨25种应对模式，从而说明医疗体系发生的诸多变化。我们会结合每种模式的背景，介绍一些将这些模式运用到自己商业模式中的优秀创业公司和老牌公司。我们希望通过介绍实际的创新和技术，提供这种趋势下的参考案例。需要说明的是，并不是全世界所有地区都能获取或批准这些技术，许多技术还没有得到广泛应用。我们列举这些案例不是为了推荐或宣传它们，而只是为了更生动地说明医疗保健行业未来的发展趋势，并鼓励人们对医疗保健行业的未来进行思考。

第二部分

数字技术正在改变患者和医疗保健系统

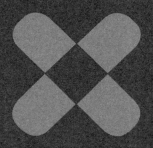

在本书的第一部分，我们介绍了过去100年来的一些重大医学进步，并分析了为什么医疗系统在非传染性疾病领域反而成了医学进步的牺牲品。我们探讨了非传染性疾病给每个家庭和医疗保健系统带来的巨大负担。但是，至少有一半的负担是不必要的。这些负担是由我们所选择的不健康的生活方式，以及缺乏相关知识、缺乏预防保健护理和不愿意改变自身生活习惯等因素共同造成的。

数字技术已经撼动了许多行业，颠覆了这些行业的基本规则。只需要参考一下广告行业、零售行业和音乐行业，就能明白这一点。互联网一直是最成功的一种媒介，利用互联网，客户和服务提供者之间能够建立起许多触点，形成长期的关系。客户可以根据自己的意愿承担更多职责，服务提供者可以充分运用客户在交互过程中产生的大量数据来改善服务质量。

互联网、智能手机、无处不在的传感器和智能算法可以组成一个称为"数字化"的工具。我们则可以充分利用这一工具，来对抗非传染性疾病。这一工具可以帮助医患之间、医疗保健系统各部门之间实现持续互动，产生海量的宝贵数据。

因此，我们要研究的问题是：如何利用互联网将其他信息技术结合起来，帮助我们减轻疾病造成的沉重负担。怎样才能实现我们的研究目的呢？为解决这一问题，我们研究了数百个公司和组织，其中既有患者协会，又有创业公司和老牌企业。针对每个案例，我们分析了每个组织是如何利用信息技术改变医疗保健系统的。在研究过程中，我们接触到了各种各样的方法和理念。通过案例分析，我们发现：

● 有些组织专注于开发单任务数字技术，并努力将其做到极致，比如，有一种虚拟教练能够向患者提供简单、低价，保密程度高甚至匿名的治疗服务。也有一些企业向人们提供更综合的数字技术，比如健康保险公司所提供的全方位数字化服务。

● 大多数公司每年都在不断变化和发展。比如，有些企业会拓展产品范围，积极发展新的客户群体，还有一些成功的科技公司已经被其他公司收购。

● 医疗服务提供者、医疗保险公司、雇主、制药公司和科技公司之间的传统界线逐渐模糊。这说明不同行业的参与者正在调整思路，并尝试基于数字技术提供相同的服务。

● 除了提供产品和服务之外，所有公司都在运用并开发各种新兴的数字技术。这些核心技术包括医疗物联网、基因组数据科学和机器学习。

我们很快发现，仅仅针对技术和企业进行简单介绍，不足以使我们自己和读者了解这些持续发生在应用领域的切实变化。于是我们决定通过案例分析来研究在医疗保健商业模式中，数字技术是如何重塑或实现这些模式的流程、任务及其他相关方面的。经过一步步分析，我们总结出了25种应对模式。

　　未来医疗保健行业的每一个参与者，无论是健康的国民，还是制药公司，都将在日常工作中使用到这些由信息技术驱动的应对模式。不管是新公司还是老牌公司，都将利用这些模式整合各自的商业模式。换句话说，这些模式就像乐高积木一样，可以用来组建新的医疗保健系统。这些模式以实用性为原则，聚焦于患者而不是医院的内部流程。它们针对的是不同的问题，这些问题在不同的细节层面运作，彼此之间也有互相重合的地方。尤其需要指出的是，我们总结出的这些模式并没有涵盖所有问题。

第4章 ◄
自助医疗

本章的主要论题有：

● 互联网在各个领域掀起了一阵"自助式"热潮，医疗保健领域也不例外。患者希望尽可能发挥自己的积极作用，而互联网给了他们所需的各种工具。

● 患者在每次就诊的前后都会利用网络进行调查，并从基于人工智能的聊天机器人和有经验的患者那里寻求建议。互联网是许多患者咨询的第一个对象，至少在他们看来，这个资源几乎和他们的医生一样好。

● 这样一来，一种因网络调查而加剧的疑病症——网络疑病症，正逐渐成为一种独立的心理疾病。

● 健康素养决定着健康程度。一个人对健康知识了解得多少，决定着这个人的健康程度。健康素养与阅读、写作的能力一样重要。

● 在未来很长一段时间里，由优秀的医生来检查患者仍然是患者最好的选择。但是，每个人都可以借助聊天机器人对自己病症的紧急性进行初步评估，从而实现智能分诊，并且这种做法的效果越来越好。

● 这种数字化的自我分诊正迅速成为健康保险公司和医疗服务提供者所采用的一个关键流程。它标志着智能导医迈出了第一步。

● 患者利用智能设备长期收集的可靠数据，将成为他们每次就诊时的重要数据，也会成为制定预防措施以及诊断、治疗和行为矫正方案的重要参考。这是因为，任何无法测量的东西都是无法控制的。

● 随着时间的推移，自助检测将逐渐成为医院检测的重要补充，甚至能替代一部分医院检测。这将导致咨询、检查和数据生成（特别是实验室结果数据）在逻辑上的进一步分离。

● 患者和健康的个人能够为医疗保健行业的改进作出自己的贡献。他们可以成为点对点网络中的"专家式"患者、公民科学家和数据收集者。

● 就像印刷机改变了基督教一样，互联网也在改变医学。医生正在从半人半神的形象转变为受人尊敬的人。与之类似的是，在20世纪末，工程师也褪去了"奇迹制造者"的光环，但他们的作用变得更加重要。相同的一幕也在医疗保健领域出现。对于非专业人士来说，医学上的许多问题开始变得像驾驶汽车或上传油管（YouTube）视频一样易于理解。

● "患者"这个词越来越不那么恰当了。未来的"患者"更有可能是一个想保持健康的普通人。"患者""消费者"和"生产者"这几个词的重叠度越来越高。现代人不仅能在家里自己发电，而且能收集自己的健康数据。

到目前为止，人们"自己动手"的热情集中表现在给浴室贴瓷砖、挖花园池塘和修理自行车等方面。自己动手装修家居比以往任何时候都受人们欢迎，家装连锁店用各种口号迎合人们的这种热情，比如"家装能手，一个顶俩""花小钱，助您办大事"或者"实干者的最佳选择"。在这个日益数字化、专业化并充满疏离感的世界里，自己动手成了人们回归自我、重获自主权的好方法。

只要运用得当，数字化也能给人们提供一个重新获得独立的机会，尤其是在健康问题上。但许多人仍然不太情愿主动介入自己的健康问题，原因可能是他们对自己的健康盲目自信，或者他们更相信医生的专业知识，再或者是担心会得到令自己不愉快的自诊结果。也有一些人喜欢利用网络信息进行自我诊断，而结果往往是怀疑自己患病，这令自己和医生都很抓狂。跟以往一样，我们的目标是实现两者的平衡：既要建立互相信任的医患关系，又要充分利用现代技术提供的各项便利。

显然，在各种数字助手的帮助下，患者在预防、诊断、治疗和病后护理等方面将获得越来越多的自主性，具体获得多少将取决于患者本身的能力和意愿。他们将在医疗体系中承担越来越多的责任，甚至可能成为主要角色。事实上，医疗领域的一场历史性剧变正在酝酿之中。这种角色转换让那些沉浸在"白衣天使"光环中的医生感到难以接受，但对另外一些真正关心患者的医生来说，这不啻为一个福音，因为他们渴望从常规工作、信息收集工作和官僚作风中解脱出来。

自助调查

谁没有做过这样的事？当我们的健康出现问题时，我们的第一反应不是拿起电话预约医生，而是拿起智能手机，咨询"谷歌医生"。在互联网上，我们总能找到与任何症状相匹配的疾病。最受欢迎的信息源是维基百科和其他在线百科，其次是健康保险公司的主页，病友网站、患者自助组织网站等相关网站，以及在线医疗咨询。

美国健康医疗网（WebMD）、今日医学新闻（Medical News Today）、哈佛大学健康博客（Harvard Health Blog）、健康线（Healthline）、Ottonova（德国的一家数字化保险平台）、奥斯卡健保公司、Outcome Health（美国的一家健康医疗科技公司）等以文字、图片和视频的形式，向人们提供精心挑选的、经过质量检查的专业医疗知识，包括缓解病情和疾病预防的建议，帮助人们应对各种疾病。这些内容反映了医学的最新研究成果，不仅易于理解，生动有趣，而且版面美观。他们通常会尽量避免使用医学术语，内容也是根据患者的日常需求而精心安排的。

根据各个国家和地区的不同情况，有50%~80%的患者经常在互联网上搜索医疗建议。他们不仅对了解问题感兴趣，还希望与其他患者产生情感共鸣，讨论经验，有时候甚至只是想转移一下自己的注意力。德国贝塔斯曼基金会（Bertelsmann Foundation）的一项研究显示，58%的受访患者会在咨询医生前通过网络收集信息，62%的受访患者会在就诊后在网络上搜索医生给出的诊断结果[1]。他们会反复检查医生提供的信息，研究替代治疗方法，并尝试与其他患者交流，寻求情感支持。超过一半的人对他们的搜索结果非常满意，而40%的人对他们的搜索结果比较满意。在两个小时的深度访谈中，没有一个受访患者表示他们对自己的调查结果不满意。

尽管2/3的受访患者表示，他们几乎无法判断搜索结果的准确性，但仍然一致认为互联网是一个非常有用的信息源。此外，一半的受访患者承认，搜索出的大量信息令他们感到困惑。这项研究还发现，许多患者过于轻信互联网。他们并不在意他们所发现的信息是否基于科学和事实，而是关注这些信息在网上出现的频率。政治领域的一些术语，比如"假新闻"和"另类事实"，也可以用在医疗保健行业。但从用户的角度来看，"谷歌医生"有一些重要优点，就像数字经济领域的许多产品一样，它不受时空的限制，能确保患者的隐私，不需要付费，而且不会给患者带来麻烦。

但"谷歌医生"并非没有任何缺点，由于人们可以随时随地、不受限制地访问谷歌网站，很多患者因此患上"谷歌综合征"，即患者沉迷于利用互联网健康网站诊断自己的病情。这种心理障碍也被称为"网络疑病症"，它是由美国精神病学家布赖恩·法伦（Brian Fallon）创造的一个新词[2]。对于网络疑病症患者来说，互联网这个信息宝库会加剧他们对个人健康的焦虑。他们会连续上网几个小时查找相关信息，但往往会查到错误结果，放大自己的症状。最后，甚至不咨询医生就得出荒唐的结论。对疾病的过度恐惧令他们不断调查自己的一些无害症状，如头痛或胃痛，最后得出患脑瘤或胰腺癌的结论。他们之所以会有这样的行为，是因为他们受到了"证真偏差"的误导。这是人类的一种固有冲动，人们会在它的驱使下寻求并偏信那些能够证实其先入之见的信息，而整体性地忽视那些与先入之见相矛盾的证据。

这种证真偏差被搜索算法完美地运用在数字技术上，因为算法的创造者追求的是经济目标。例如，假设你搜索"胸痛"这个术语，你会得到有关心脏病发作的大量信息，但实际上，胸痛很少是心脏病发作或其他危险病症的诊断依据。德国国家法定健康保险医师协会（National Association of Statutory Health Insurance Physicians）的斯蒂芬·霍夫迈斯特（Stephan

Hofmeister）就曾指出：

搜索了一整天后，互联网总会给你患癌症的结论，而这就是问题所在。你完全可以使用自己的方式进行搜索，这取决于你的疑病症有多严重，以及你是否对搜索结果感到害怕。[3]

4/5的疑病症患者是网络疑病症患者。网络疑病症患者比其他疑病症患者具有更翔实的知识。他们会带着打印出来的厚厚一摞医学文章前去就诊，并且抗拒任何试图安慰他们的语言和行为。如果医生不同意他们自己的诊断结论，他们干脆就换一个医生。为此，医生不得不投入大量的时间和精力来让这些患者重回正轨。法伦认为，网络疑病症在全球造成了数十亿美元的非必要医疗费用。

无论"谷歌医生"造成的净影响到底正的还是负的，现实情况是，患者们都在频繁利用互联网搜索相关信息。"谷歌医生"已经成为现代医患关系的一个重要组成部分。因此，医生应该积极向患者推荐可靠的信息源，如手机App、健康保险网站或医疗保健门户网站。与此同时，患者应该向医生公开自己查找的信息。坦诚和沟通是医患之间建立信任的关键。但遗憾的是，根据上述研究，由于担心得罪自己的医生，1/3的受访患者偶尔会隐瞒他们在互联网上所查找到的信息[1]。但实际上，4/5的医生认为，患者在网上寻找信息是一种积极举动。毕竟，健康素养的提高对个人的整体健康是有益处的。

人们只有控制住影响自身健康的因素，才会更加健康。这些因素首要是关于健康和疾病的知识，掌握这些知识需要我们提高健康素养。健康素养是一种定位、理解、评估和应用健康信息的能力，只有具备这种能力，我们才能在日常生活中做出正确的决定。事实上，根据研究，健康素养比收入多少、就业状况、教育或种族出身更能预测一个人的健康状况[4]。这充分说明了这一能力的重要性。正如前文所说，一个人对健康知识了解多少决定着这个人的健康程度。

在预防非传染性疾病方面，健康素养是一项特别重要的因素。癌症、心脏病和糖尿病与许多危险因素有关，特别是生活习惯因素，如缺乏锻炼、不良的饮食习惯、吸烟和酗酒。欧洲的一项研究表明，一个人的健康素养越高，就越重视体育锻炼[4]。

这就是为什么每个自律的健身教练都会努力提高客户的健康素养。世界卫生组织建议各国应该努力提高国民的健康素养，从而大规模预防最常见的疾病。简单地说，人们应该充分了解自己的身体，更加爱护自己的身体，从而降低自己罹患心脏病、糖尿病、癌症和心理疾病的风险。这就要求医疗保健行业的从业人员采用简单易懂的方式向非专业人士解释复杂的医学专业知识。值得一提的是，在此背景下，医疗保健行业兴起了一场"平实语言运动"，其目的是使医学语言尽可能简单。

自助与自我诊断

典型案例：巴比伦健康公司

某个星期五的下午，玛丽下班回家后，赶忙照了照镜子。她的脖子上最近出现了一个豌豆大小的肿块。她觉得肿块没有变小，甚至还可能是变大了。玛丽不由担心起来，她犹豫了一下，然后打电话给伦敦的一家外科门诊。几分钟后，一位接待员接听了她的电话，并给她安排了就诊时间，具体时间是在三周后。

还要忐忑不安地再等三周？但这有可能是肿瘤啊！为了马上消除自己的疑虑，玛丽去浏览各种各样的网站，但似乎没有一个网站能回答脖子肿块的问题。经过几个小时的搜索，她找到了巴比伦健康App。在回答了几个标准问题后，玛丽决定请求一位全科医生进行诊断。沟通了三十分钟后，她了解到对方来自印度，曾在英国学医。他看了看玛丽发来的皮肤肿块照片，跟她讨论了一下，便得出了自己的诊断结果：这是一个无害的囊肿。这让玛丽长舒了一口气。

巴比伦健康公司是一家总部位于伦敦的公司，在美国、卢旺达、马来西亚和新加坡都设有办事处。该公司提供的症状检查器就是一个典型的数字分诊工具。所谓"分诊"，指的是对特定病情的轻重缓急进行评估和分类。比方说，患者的疲劳、发烧、食欲不振和咳嗽是普通感冒症状还是肺炎症状？应该等症状自己消失，还是立即去诊所或者医院就诊？

于2013年创立巴比伦健康公司的阿里·帕尔萨（Ali Parsa）说，他的公司致力于促进医疗保健大众化。他认为每个人都应该享有快速、平价和可靠的医疗保健服务。这一理念在英国可能仍然行得通，但在卢旺达等国家未必可行。要知道，卢旺达有1200万人口，但只有几百名内科医生。

要确保人人都能享有平价的医疗服务，首先必须有一个向所有人免费开放的分诊工具，方便人们随时随地通过手机App或者互联网浏览器接入。像人类医生一样，巴比伦健康公司的聊天机器人会询问患者的症状，并继续获取信息，直到它判断出患者可以照顾好自己还是应该立即前去就诊。巴比伦健康公司使用一个专用知识库作为自己的数据库。这家公司表示，它的知识库是世界上最大的结构化医学知识库之一。它以特有的形式储存了人类的现代医学知识，方便计算机使用。公司所采用的现代人工智能算法会根据患者的病史进行诊断。人工智能算法还会分析最新的医学文献，并将这些数据存入知识库。另外，这个知识库会不断进行学习。随着时间的推移，它会获得"超越常人"的能力。它不会遗忘任何细节，能够处理大量信息，永远都在不断更新自己，至少在这些方面，它确实远超常人。

但这一切会将未来引向何方呢？

数字化就诊和分诊完全采用患者自助模式，这对患者来说特别方便和划算。2019年年中，也就是公司成立6年后，巴比伦健康公司每天接受4000多次临床咨询。与每一个患者的交互都能让巴比伦健康公司的数据库和软件的能力不断得到提高，其诊断、分诊和治疗建议的质量也会不断提高。假以时日，其聊天机器人将超过普通医生的能力，至少对于简单的疾病来说，它具有这样的潜力。因此，数字化分诊的未来将是具有自主学习能力的聊天机器人。无论白天还是黑夜，聊天机器人都能给患者提供舒心的服务。一旦遇到疑难杂症，它能立刻联系到随时待命的人类医生。

一项研究指出，与英国国民医疗服务体系提供的人工分诊热线（NHS 111）相比，巴比伦症状检查器的得分明显更高。它和NHS 111准确地将几乎相同数量的患者划入了急症类别（23% vs. 21%）。它准确地建议更多患者进行自我照顾（40% vs. 14%），并对相当少的患者建议向家庭医生或初级保健医生求助（29% vs. 60%）。这就大大减轻了患者的焦虑感，并节省了大量的劳动力和金钱。另外一项研究对在线分诊工具甄别疑似心脏病病例的能力进行了调查，也得出了类似的结论。该研究还表明，在线分诊可以减少误报[5]。

那么，这是否意味着医生很快会被这类工具所取代呢？答案是否定的。首先，我们所讨论的只是医生责任和医生所做工作的一小部分。其次，在线分诊承担了医生的一部分日常管理性工作，使他们能腾出时间来专注于自己的患者。美国数字医疗领域的权威专家埃里克·托波尔（Eric Topol）认为，像巴比伦症状检查器那样的人工智能可以把医生从"貌似光鲜的数据文员"角色中解放出来，让他们能把更多时间花在需要帮助的患者身上[6]。托波尔还指出，许多研究表明，医生和患者之间的个人关系越好，治疗就越有效。

人们可能会有一个疑问，为什么这支由充满激情的科学家、临床医生、数学家和工程师组成的团队，选择以古城巴比伦的名字来给自己命名？这是因为大约2500年前，在这座繁华的古代都市里，当市民需要咨询医学问题的时候，他们就会聚集在公共广场上，分享治疗疾病的知识——这是医疗大众化的最早雏形。另外，在古代，巴比伦人拥有最长的预期寿命，于是在古巴比伦历史的启发下，公司的创始人确定了这个名字。

巴比伦健康公司的自动化系统是否真的比亲自咨询医生的传统方法能更好地为患者提供诊断和治疗？关于这个问题，公众已经反复进行了辩论。无论通过这种比较能得出什么结论，这些结论都不仅能适用于巴比伦健康公司，而且同样能适用于其他平台和服务。鉴于数据量的稳步增长，久而久之，其诊断和治疗建议的准确性有望得到显著提高。而人工智能的快速发展也将加速这一过程。

巴比伦健康公司只是数百家利用人工智能进行自我诊断和

自动分诊的公司之一。其他公司还包括K Health、Buoy Health、Your.MD和Health Tap，以及越来越多的健康保险公司、连锁医院、老牌科技公司和医疗保健机构。这些公司都在通过向居民、客户、患者提供免费的症状检查服务，赋予他们更多的自主性。

　　除了能够广泛用于常见疾病的一般分诊工具外，近年来还涌现出很多专门为特定类型的症状提供指导建议的数字化工具，这些工具可以用在包括皮肤病在内的很多医学领域。假设人们在手臂上发现了一块新肿块，除了求助于巴比伦健康App外，他们还可以通过"瑞士在线医生"App上传肿块照片，添加症状描述。只需支付少量费用，患者就能在48小时内收到医学专家的建议。随着时间的推移，一个具有重要价值、数据质量可靠的信息宝库会逐步建立起来。宝库中存有数百万份图像、症状描述和相应的医疗评估，而智能算法则会利用这些信息不断学习，更好地解决分诊问题。在这方面，我们正处于发展的起点，这是一场持续的改革而不是革命。

患者信息共享

　　当遇到复杂、罕见的慢性疾病时，自动化就诊技术很快就达到了其能力的极限。因此，在这种情况下，人们会选择使用为医疗保健行业和数百万患者提供的另一种互联网工具——在线论坛。患者可以借助这一平台与病友分享各自的信息。

典型案例：PatientsLikeMe

美国新闻记者杰夫·贾维斯（Jeff Jarvis）撰写了一本名为《谷歌将带来什么》（*What Would Google Do*）的书。他在书中呼吁人们关注PatientsLikeMe平台。他写道，有一次他在推特（Twitter）上发布了自己患有房颤（一种心律失常疾病）的推文，并在博客中撰写了有关这种疾病的日志。不久后，有些患者联系到了他，并向他推荐了这个平台。他发现，患者们可以利用这个平台互相鼓励，探讨各自的病情和自己担心的问题。他们也会分享自己在医院、医生、用药等方面的经验。贾维斯后来写道，患者间的沟通非常有用，让他感到自己不再是独自面对这样的疾病。

1999年，杰米·海伍德（Jamie Heywood）和本·海伍德（Ben Heywood）共同创立了PatientsLikeMe。此前，他们的兄弟斯蒂芬被查出患有慢性中枢神经系统退行性疾病。成立12年后，该平台扩展到能够涵盖所有疾病种类。今天，有超过60万患者使用它来分享2700多种疾病和健康问题的信息。从糖尿病到睡眠障碍再到癌症，40多个不同疾病的主题论坛受到了人们的广泛认可。这是一个方便患者评价治疗效果、推荐医生和医院、讨论健康保险公司，以及互相鼓励的平台[7]。

平台上记录着数百万条关于不同疾病的患者治疗经验、治疗方法和药物等方面的信息。这些数据面向用户开放，每条信息都采用这样的格式："有X疾病的患者通常对Y药物有很好的体验。"

此外，PatientsLikeMe还与医疗保健公司和制药公司合作，根据这些数据制订更好的治疗方案。例如，他们与中国生物技术公司碳云智能开展合作，共同研究疾病的起源和演变问题。PatientsLikeMe还与美国连锁药店沃尔格林（Walgreens）合作，对患者所报告的药物副作用进行分析。

PatientsLikeMe的每个用户都可以获取临床研究资料，查阅有关新药的预后、不良反应和未来用途的文章。他们可以查找到药物活性成分的信息，从而评估药物的相容性。如果患者对参与临床试验感兴趣，可以填写相应的表格进行报名。

这种类型的平台并不少见，还有Health Unlocked、Medhelp和Braintalk。它们为数百万有终身疾病的患者建立了沟通的渠道。患者们可以利用这些平台讨论各自的经历，并联系到其他具有类似个人背景和临床条件的患者。所有这些平台都有一个共同的目标，那就是帮助患者找到下面问题的答案："在我的健康状况下，我能达到的最好目标是什么？怎么才能达到这个目标？"

患者最喜欢这类平台的哪一点呢？他们能通过平台学会理解疾病的症状。病友们会告诉他们开始某种治疗会有什么感觉，开始或停止服用药物或改变剂量会有什么影响。他们加入这些在线论坛能够增加自己的幸福感，加深自己对疾病的控制感，提高自己应对疾病的个人综合能力，并扩展医学知识。

患者对这样的平台越熟悉，他们分享的信息也就越多。他们在论坛上越活跃，受益也就越多。这就使得类似的病友社区成长为信息宝库，从企业的角度来看也是如此。因此，一些成熟的大型医疗保健公司对这些财务状况不稳定的数字创业公司产生了浓厚的兴趣。2019年，PatientsLikeMe被美国联合健康公司（UnitedHealth）收购，而Medhelp则被制药巨头默克公司（Merck）旗下的StayWell公司收购。

典型案例：Health Unlocked

布丽塔（Britta）认为一开始她的症状似乎没那么严重，她只是偶尔感到有点气短，咳嗽得有些频繁，有时会感觉胸部疼痛。她的初级保健医生认为这是哮喘症状。直到后来她在运动过程中感到气短，她才去咨询专家。经过几次检查后，医生给出了诊断结果：淋巴管平滑肌瘤病（LAM）。这是一种罕见的肺部疾病，在20~50岁的女性中只有十六万分之一的发病率。布丽塔大为震惊，她的医生也不知道该怎么做。但可以肯定的是，这种疾病会破坏肺部组织，因此未来她可能需要进行肺移植。

布丽塔想尽可能详细地了解淋巴管平滑肌瘤病的信息，于是她花了很多时间在互联网上搜索，直到她偶然发现了Health Unlocked的网站，这是一个供患者分享各类疾病信息的平台，其中包括一些罕见的疾病。通过平台，布丽塔联系到了其他有相同疾病的患者。她了解到这种罕见的肺部疾病几乎只会影响女性。她和病友们讨论了每天承受的折磨，并分享各自尝试过的药物和治疗方法。最重要的是，病友们给了她希望。布丽塔后来得知她的病是遗传性的。患者的TSC1和TSC2基因发生突变并失去功能，导致肺部组织中的囊肿不受控制地生长，致使肺功能逐渐恶化。虽然目前还没有治愈这种疾病的方法，但有几种不同的药物可以延缓肺功能的下降，从而稳步提高患者的预期寿命。与病友们的沟通使布丽塔不再感到孤独，她的心理负担也因此减轻了一些。其他病友承担了淋巴管平滑肌瘤病专家的角色，比起诊断她患有哮喘的初级保健医生，这个角色更加重要。

Health Unlocked平台由是由乔治·阿马内（Jorge Armanet）和马特·詹姆森·埃文斯（Matt Jameson Evans）于2010年联合创立的，它致力于加强患者、医疗保险提供者、制药公司和医生之间的联系。今天，这个平台有400万注册用户，每年访问量高达4000多万人次。人们可以在该平台700多个论坛上分享自己的健康问题，讨论涉及各种疾病的话题，如多发性硬化症、焦虑症和抑郁症。很多卫生组织也加入了这样的论坛。

患者也可以利用这个平台分享自己的症状和疾病进展信息，并讨论他们的治疗医生、医院、药物和治疗经验。研究表明，许多人发现这种沟通本身就很有价值，对自己非常有帮助。此外，

Health Unlocked还提高了用户的主动性，使他们能以积极的心态对抗疾病，更愿意向医生、护理人员和医院咨询，而不是听天由命。这个平台还提供了大量有关新药物和新治疗方法的资料、数据、图表和图片等信息，制药公司也可以利用它发布特定疾病的信息。

连续自我监测

典型案例：AliveCor

一个秋天的下午，安德烈娅（Andrea）和她的父亲约翰（John）像往常一样一起出去散步。还没走多远，约翰就注意到自己的胸口有一种奇怪的感觉。他感到心跳加速，头晕目眩，辨不清方向。安德烈娅惊慌起来。她有一段时间患有心脏病，所以总是随身携带着Kardia便携式心电图设备，以便随时测量心脏的电活动。尽管约翰很不情愿，但安德烈娅还是说服他用自己的Kardia心电图设备做了心电图测试。30秒后，他们便得到了答案。Kardia心电图设备显示，约翰可能是房颤发作，应该立即就诊。不久后，医院的心脏病专家证实了他们的判断。医生给约翰开具了药物来稀释他的血液，以防止血栓的形成。

这只是AliveCor公司开发的Kardia心电图设备成功拯救生命的

一个例子。在这个例子中，约翰是十分幸运的，因为他的女儿一直都在使用Kardia心电图设备监测自己的脉搏，所以可以帮助他检查心脏。房颤是非常危险的，因为由它形成的血栓可能会导致中风。

AliveCor成立于2011年。当时，曾担任过通用电气（General Electric）心血管内科临床主任的戴维·艾伯特（David Albert）在一段油管视频中展示了一个看似智能手机外壳的设备。但这个看似普通手机壳的设备实际上并不普通。此前，这名经验丰富的医生已经和他的两个同事申请了便携式心电图设备无线数据传输技术的专利。这款设备可以在几秒内记录心电图，并将其同步传输到云端和智能手机上的Kardia App上。这个设备在拉斯维加斯的消费电子展上引起了不小的轰动，此后不久，艾伯特便获得了300万美元的第一轮风险投资。2012年，Kardia智能心电图设备正式上市。

8年后，AliveCor吸引了超过6300万美元的风险投资，并拓宽了自己的产品范围。现在，最早的那款手机壳大小的设备已经被一款信用卡大小的设备所取代，用户可以把它挂到钥匙链上。测量心电图时，人们需要先让它的电极与手指接触，再将电极放在膝盖或脚踝上。自2017年以来，Kardia心电图设备已集成到苹果手表（Apple Watch）的表带中，方便设备持续监测心脏电信号。AliveCor开发的KardiaBand是美国食品药品监督管理局（FDA）

批准的第一个医疗设备配件。在美国，KardiaBand的售价为99美元。合理的定价使得Kardia产品得到了广泛的使用，它们总共记录的心电图超过3000万份。AliveCor还能将用户个人心电图数据至少保存一个月，但客户需要为此支付每月10美元的费用。这项服务给AliveCor创造了额外的收入。除美国外，还有14个国家和地区在销售AliveCor的产品，包括德国、瑞士、澳大利亚、中国香港和加拿大。

AliveCor团队还改进了产品的功能，方便医生利用KardiaPro系统检索和检查患者的心电图。在美国，医生也可以通过正规的医疗保险供应商来收取远程诊断费用。

美国著名心脏病学家安东尼·皮尔森（Anthony Pearson）表示："事实证明，在治疗房颤方面，Kardia心电图设备与KardiaPro监测系统是一项伟大的改进。医治没有Kardia心电图设备的房颤患者，就像蒙着眼睛在森林中摸索一样。"[8]

毫无疑问，AliveCor已经改变了心脏病学领域，并将继续书写自己的辉煌。凭借这一成就，AliveCor被科技杂志《快公司》（Fast Company）评为2018年人工智能领域全球最具创新力的公司。当然，美国医学界对此也有批评的声音。克利夫兰医学中心（Cleveland Clinic）的哈勒敦·塔拉克吉（Khaldoun Tarakji）警告说："便携式设备绝不是便携式医生。"在他看来，医学界必须谨慎权衡在哪些情况下才能应用这些新技术[9]。

典型案例：Quantified Self

数字化自我监测潮流正式兴起于2007年。当时《连线》杂志（Wired）记者加里·沃尔夫（Gary Wolf）和凯文·凯利（Kevin Kelly）在旧金山湾区发起了"量化自我"运动。他们的目标是和其他人一起探讨自我监测的经验。如今，这一运动已遍及全球。自我监测的爱好者已经在35个国家举行了常规会议。他们的主要目标是更好地了解自己在个人生活、健康和健身方面的问题以及相关的习惯。根据具体问题的不同，他们会相应监测可以用某种方式量化的东西。认真浏览一下这场运动的网站首页，里面的内容会让你大吃一惊。除了血压、脉搏、体重和血糖水平等临床参数外，网站的博主还分享了他们监测心理能力等方面的方法，并讨论了这些方法的依据和可靠性。他们还会监测他们的生活环境、食物、位置、媒介消费、消费习惯、情绪、工作效率、睡眠、社交媒体上的朋友和联系人、电子邮件、电话、体育活动和心理压力。他们的信条是：任何无法测量的东西都是无法控制的。

在超过15年的时间里，本书的一位作者每天，后来是每一刻钟，都在监测自己花在工作上的时间。一开始，他是抱着实验的态度来做这个事情的。后来这个自我实验成为日常惯例，并且他从中获得了非常深刻的见解。这些见解也验证了连续监测的作用。如果方法得当，监测日志会反映真实的情况，不会有半点虚假。人们所监测的数据必须是连续记录的，即每天都需要进行多次监测。如果我们只是在周末回想一下自己本周所做的事情，我们最终只能得到一个比较模糊的印象，从而遗忘很多重要的细节。这样，一厢情愿的想法会掩盖实际情况，最终，我们记录的只是我们所期望的时间分配方式，而不是实际的时间利用情况。这种问题也会发生在患者身上。在常规的健康检查中，患者也需要回答一些问题，诸如自己在最近一个月内锻炼的次数有多少，平均血压有多高，体重是否保持稳定，是否坚持了健康的饮食习惯，或者是否按时服药等。

人们长期收集的数据能够反映出一些他们的行为模式，帮助他们做出适当的调整。我们可能会发现一些令我们震惊的结论。比如，我们倾注最多时间的工作并不是做得最成功的；或者，一日游是非常浪费时间的，因此最好避免这种情况；又或者，过去几年我们的运动时间增加了，工作时间减少了；再或者，3月和11月是工作强度最高的月份。

早在智能手机和互联网时代之前，一些运动员或者慢性疾病患者就开始测量并用纸笔记录每日的生命体征和各类活动的数据，以掌握自己的具体信息。以电子秤、计步器等形式互相联结的传感器使跟踪过程自动化，大大简化了测量和记录过程。智能手机这种袖珍型计算机已经取代了随身小折刀，成为人们应对各种情况最方便的工具。它能自动记录、分析各种数据，并以非专业人士都能理解的方式呈现数据及其分析结果。

经验告诉我们，当一件东西既有用又好用时，它就能被人们广泛接受。具体到医疗保健领域，在可以预见的未来，患者个人收集的生命体征数据将成为他们每次就诊时所要提供的基本数据，是诊断、治疗、制定预防措施和调整生活习惯的重要参考。因此，现在数字化健康领域的所有公司，无论是新成立的公司还是老牌公司，无论是大公司还是小公司，都在深耕这一领域。苹果公司和谷歌是利用这一跳板进入医疗保健市场的知名科技公司。他们首先从最能发挥自己的技术、能力的地方入手，尝试缓解医疗保健系统遇到的财务问题，尤其是非传染性疾病和糖尿病方面的问题。他们通过以患者为中心的连续的数据生成、采集、处理来实现上述目的。

在美国食品药品监督管理局批准了新款苹果手表的心电图功能后，苹果公司就立刻突破了以客户生活方式为中心的理念。这家总部设在加利福尼亚州库比蒂诺市的公司开发出了HealthKit，为每一部苹果手机上的个人健康数据提供独立、安全的存储空间。HealthKit不仅能够采集苹果手机硬件和软件所生成的数据，还能为电子病历和第三方App的数据提供空间。这样，苹果公司用户可以在一个逻辑位置保存和分析他们的所有健康数据。苹果公司CareKit使得医疗服务提供者能够轻松构建与患者互动的App，而ResearchKit则简化了研究者之间的合作。所有这些功能都必须以用户同意为前提。

人们可以通过软硬件不受干扰地连续跟踪用户的步数、体重、血压、心率、脉搏、体脂、肌肉质量、身体水分含量、骨密度、睡眠阶段、睡眠持续时间、睡眠质量、血糖、心电图等健康数据。由此生成的数据量是十分惊人的。Ava、Azumio、Biovotion、Dexcom、Fitbit、Garmin、Healbe、华为、Misfit、Moov、三星、Withings、小米等公司为此开发了必要的技术。这些技术的使用者包括mySugr、helloheart、onduo和碳云智能等公司。

上述技术对收集到的这些数据进行正确的编译和分析可以使人们比以往更全面、准确地了解患者的健康状况。这会带来三个重要影响：第一，人们可以为患者制订个性化的治疗方案，治疗效果会更加有效和高效，同时，非必要的支出也得以避免；第二，准确呈现和利用这些详细而可靠的健康数据可以帮助人们了解自己的生活方式，并做出相应的调整；第三，如果患者愿意将自己收集的数据共享，这将有助于扩大医学研究的知识库。

自助检测

在医疗保健系统内，诊断过程往往是备受低估的一个环节。借助检测手段正确诊断疾病是医生开展后续治疗的起点。通过检测，医生可以确定人们是否患有某种疾病，或者是否有患病风险，并决定使用何种药物进行医治。目前，常见的检测程序是这样的：首先，患者去诊室或医院提供化验样本，如人体组织样本、血液、尿液、粪便或唾液；然后，实验室对这些样本进行分析；最后，在几天或几周后，医院将重要的化验结果通知患者。

医疗数字化能够通过以下两种方式加快这一过程。首先，越来越多的检测允许人们在家中自助进行，并能立即给出结果，比如妊娠化验和血糖检测。其次，过去人们必须亲自前往诊室或者医院，提供化验样本，而现在，人们可以在家完成取样，并直接提供给医疗服务提供者，化验结果可以通过电子邮件直接发送给人们。

综合来看，我们可以将这两种情形称为"自助检测"。它是一种混合式服务，就像电子商务一样，既有虚拟环节，也有现实环节。在前一种较为简单的情形下，患者购买检测试剂盒，然后在家中进行检测。第二种情形则能方便患者进行更复杂的检测：患者通过互联网购买医疗检测服务，在家中收集并发送样本，然后通过互联网接收化验结果及其解释。以往患者需要亲自去医院或实验室接受检查，这不仅费时、费事，而且费钱。自助检测消除了这个不必要的过程，降低了诊断费用，也方便了患者。因此，越来越多的自助检测将被纳入预防和早期检查流程中。

需要指出的是，目前市面上有很多公司提供不同质量的诊断产品和服务，局面非常混乱，有Viome、23andme、Color

Genomics、Helix、freenome、onlinedoctor和Healthy.io等科创公司。而西门子医疗（Siemens Healthineers）、罗氏和雅培（Abbott）等大型老牌医学诊断公司则逐渐把重心放在能将患者、医生和实验室串联起来的数字解决方案上。

为了打造真正的优势，自助检测不仅要更加方便，或者速度更快，而且要比以往的检测更具医学价值。因为在短期内，如果缺乏额外的资源，即使是有经验的患者也无法在自己家中进行复杂的医学分析。必要的实验室设备、设备操作方面的专门知识和对检测结果的解释能力，是得出有效医学结论并据此制订治疗方案的前提条件。

我们将通过下面的案例探讨自助检测的发展趋势。

典型案例：Healthy.io公司的尿检

英国肾脏患者协会（British Kidney Patient Association）的调查表明，在英国，每8个人中就有1个人患有慢性肾脏疾病。英国国民医疗服务体系每年花费约20亿英镑救治这些患者。若不及时发现，慢性肾脏疾病可导致肾衰竭，并引起心血管疾病。因此，定期进行尿检以监测肾功能是非常有必要的。但这种检查通常只能在医生的办公室里进行。而患者通常认为这样的检查既烦琐又费时，所以很多患者只是偶尔来医院做检查。

考虑到这个问题，总部位于以色列特拉维夫-雅法市的创业公司Healthy.io开发了一种尿检产品，允许患者在家中进行尿检。只需要几张合格的试纸、一个手机App、一份彩色对比卡、人工智能算法，人们就能在家中进行尿检。检测过程非常简单：患者先取一份尿样，将试纸浸入尿液中，待试纸变色后，使用手机App对着试纸和彩色对比卡进行拍照。然后，人工智能算法会检查照片中的异常情况，并决定下一步的操作。

　　这种产品能给患者带来明显的便利。首先，患者可以方便、快速地完成取尿样和拍摄试纸的步骤。其次，人们很难在繁忙的日程安排中抽出时间前去医院就诊，因此相比之下，Healthy.io 公司的尿检产品能够更加连续地监测患者的健康，提供质量更可靠的数据。据估计，在美国只有不到10%的慢性肾病患者真正意识到自己患有这种疾病。更方便的尿液检查有助于人们在早期发现肾脏疾病，防止继发性疾病的形成。

　　Healthy.io公司创始人兼首席执行官乔纳森·阿迪里（Jonathan Adiri）表示，公司的目标是率先开发出基于计算机的图像处理和自学习系统，以便随时随地为患者提供最好的医疗咨询和服务。除了在英国，自助尿检在以色列也很受欢迎。据估计，迄今为止，人们利用Healthy.io的尿检产品已进行了约25万次自助检测。随着客户数量大幅增加，该公司将开始在美国提供由美国食品药品监督管理局批准的尿检产品。目前，Healthy.io的尿检产品可以检测多种疾病、感染，甚至可以检测妊娠并发症。公司计划进一步拓展产品的应用[10]。

典型案例：Viome和DayTwo公司的粪便检查产品

　　Healthy.io致力于尿样分析，而Viome和DayTwo等公司则擅长开发粪便检查产品，这类产品能根据豌豆大小的粪便样本分析人体微生物组。"微生物组"一词是指由细菌、病毒、真菌和单细胞生物体组成的生态系统。它遍布于人体各处，尤其是肠道内，肉眼无法分辨。平均有400000亿~1000000亿这样的微生物生存在人体内或体表（对于病毒来说，它们往往处于生存和死亡的中间状态）。将这些微生物放在一起的话，其体积相当于一个足球大小，重量则相当于2千克，这要比人类大脑的平均重量还要重。一克粪便里的细菌比地球上的人口总数还要多。这些微生物的总量是人体细胞总量的3倍以上，其所包含的基因总数是人类基因总量的300倍。对自己的微生物组感兴趣的患者可以购买检测试剂盒，提取粪便样本，填写表格，发送样本，并通过App获得检测结果。

　　目前对微生物群与健康之间关系的研究仍处于起步级阶段。这表明，尽管从商业角度来看，这种分析对客户具有吸引力，但它还没有在医疗实践中发挥作用，或应用在患者的治疗过程中。最主要的问题在于如何确定细菌与特定疾病的因果关系，以及如何将这一知识转化为具体的治疗方案。消化道内的微生物群可能和人类基因一样复杂，对健康的影响同样巨大。全世界的科研人员都在努力解开人类微生物组的秘密，他们正在对所有微生物的基因组进行测序，将它们绘制成系统发育树，并开始研究微生物种群和人类健康状况之间的关系。他们关注的领域包括体重、免疫功能、炎症、过敏、食欲、消化、关节炎、多发性硬化症、结肠癌、乳腺癌、抑郁、焦虑和其他认知功能。

目前，很多公司都在涉足这一领域，Viome和DayTwo就是其中的两家。Viome公司的总部位于美国新墨西哥州的洛斯阿拉莫斯县（Los Alamos），它致力于向用户提供微生物组和代谢方面的分析，并提供个性化的营养学建议，帮助用户减少有害代谢、增加有益代谢。据说，这些分析和建议确实能够帮助患者提升精力，改善总体健康状态。DayTwo则是一家总部设在特拉维夫–雅法市的公司。它能为患者提供饮食方面的建议，帮助患者保持血糖平衡，预防心血管疾病和2型糖尿病。若以研究支出和资本投资作为指标，这些直接向消费者提供微生物组分析的企业确实有着光明的前景。但到目前为止，这方面还缺乏深入的研究成果。

典型案例：Color Genomics公司的基因检测

假设一个人的父母都得了癌症：母亲患有女性最常见的癌症——乳腺癌，父亲患有男性最常见的癌症——肺癌。在大量的病例样本中，这种情况并非不可能。这个人可能会问自己，这种情形是否会增加自己的患癌风险。基因检测可以给出重要的答案，但这种分析的费用高达5000美元。由于大多数国家的健康保险公司通常不会报销这项费用，因此许多人负担不起这样的检测。

Color Genomics公司已经开始着手降低这一费用。该公司从2013年开始向人们提供基因检测。客户只需支付249美元，公司就会为其提供分析服务，分析客户体内的30个基因，并对其患癌风险做出评估。公司创始人奥斯曼·拉拉吉（Othman Laraki）认为，基因检测应该向每个人开放。与医疗保健领域的很多企业家一样，拉拉吉不仅关心公司利润，还重视医疗检查和医疗保健的大众化。这家公司正在不断扩大其测试和分析的基因组合。他们最近开发了一种检测乳腺癌和卵巢癌的方法，可以检测19项基因标记。另一项测试方法则可以检测11种基因标记，以评估客户患皮肤癌、胃癌、前列腺癌、子宫癌和胰腺癌的风险。

整个过程十分简单。首先，患者联系医生，报名参加测试。然后，他们会收到一根用以存放唾液样本的试管，患者提取样本后将试管邮寄给Color Genomics。然后由Color Genomics对样本进行分析。最后，Color Genomics会对患者一生中罹患某些类型癌症的遗传风险进行评估，并给出预测结果。当然，除了遗传因素之外，其他因素也对癌症的形成有着重要作用，比如人们是否愿意进行体育锻炼、饮食习惯是否健康、是否吸烟或者喝酒等。这家公司并没有试图掩盖这些因素的影响。事实上，拉拉吉反复强调，人们对这些因素没有给予足够的重视。

自主进行脱氧核糖核酸（DNA）检测无疑已经成为一种趋势。很多人认为，它为人们提供了一个掌握自己命运的工具。一些人则希望借此了解自己的家族谱系，如自己越南或中国血统的占比。但大多数人都想通过它了解自己现在和未来的健康状况，以及如何调整自己的生活习惯。波士顿布列根和妇女医院（Brigham and Women's Hospital）的遗传医学专家、Genomes2People研究项目负责人罗伯特·格林（Robert Green）警告道，用户必须明白自助进行的DNA检测不同于专业的遗传医学检测。自助检测往往缺乏足够的医学依据作为支撑，也缺乏专业的医学建议对检测结果进行解释，而且检测结果并不那么可靠。

此外，真正的医疗专业人士往往不认可这类DNA检测的结果，因为其检测方法有时存在争议。2013年，美国食品药品监督管理局向家用DNA检测的主要供应商23andme公司发出警告，原因是临床研究并不能证实它能达到广告中所承诺的水平[11]。因此，开发者必须慎重解释检测结果。参与基因检测的人往往过于看重检测结论，过分在意负面结果。有时基因检测也会给出一些我们不愿意知道的结果，因为这些结论我们即使知道也无能为力。

自助检测的局限性

2017年，一篇刊登在科研期刊《临床与实验研究年鉴》

（*Annals of Clinical and Laboratory Research*）上的文章指出，直接面向客户的实验检测在极短的时间内对医疗卫生体系产生了非常重要的影响[12]。但这篇文章的作者同时指出，这一领域的很多创新都是不可取的。患者或者客户都是直接与实验室合作，而不是去寻求医生的建议。虽然这有可能会提高检测的隐私性、便捷性和速度，并能降低检测费用支出，但由于缺乏专业的医生作为保障，对检测结果进行解释，这类检测也会导致不必要的焦虑、对结果的误读或误诊。该文章作者呼吁，医疗保健行业要提高自助检测机构的认证资格。他们认为，医疗检测要具有安全性和可靠性，提供可靠且易于理解的指导，确保客户不会产生误解。

直接面向客户的医疗检测是一项有利可图的业务。因此，一些雄心勃勃的企业家为了谋利开始采取一些不光彩的甚至可能违法的方法。由伊丽莎白·霍姆斯（Elizabeth Holmes）创立的血液检测公司Theranos便是这方面的一个典型案例。这位充满魅力、聪明的年轻企业家，曾被誉为医疗保健行业的"女版乔布斯"。在一名记者发现其欺诈行为之前，她的公司估值已经超过90亿美元。Theranos声称自己开发的革命性检测平台能够进行绝大多数血液检测。但实际上，这些检测都是在改装后的西门子检测设备上完成的。多年来，霍姆斯涉嫌向患者、医生、保险公司和投资者实施欺诈行为。现在，正在因欺诈罪接受审问的她，正试图恢复自己的声誉[13]。

另一个例子是uBiome公司，它曾经的成功也建立在不可靠的研究基础上。该公司在营销中大肆夸大产品的粪便样本分析功能，并涉嫌向保险公司骗取保费。通过这些方式，uBiome的估值达到了6亿美元。不久后，这家公司便因刑事和民事指控受到调查，最终破产。

这些例子表明，医疗产品和服务并不是普通的消费品，但互联网有时会将它们作为普通消费品向消费者提供。在医学标准方面，没有任何妥协的余地。也就是说，假如自助检测服务能够达到医学标准，同时又能够结合其他信息（如定期从患者那里收集到的其他健康数据）做出诊断，那么，在持续治疗的背景下，这种服务确实能够在未来发挥重要作用。

公民科学家

这本书所提到的大多数公司都有一个共同目标：扩大现有的医学数据和知识库。因为每一个基于数据的新发现，都会扩展我们对人类和人类健康的认识。

比如，一个具有特征A的患者服用了5毫克的药物B，药物的临床价值会随着C的量而发生改变。现在想象一下，如果我们将每个人服用的每一种药物，吃的每一种食物，做的每一项活动都测量出来，并以机器可读的形式存储在一个巨大的全局数据库中。然后，所有的患者都可以使用这个数据库来了解在特定的时间内，什么样的选择对自己的健康最为有利。这一美好愿望已经在零售领域实现了极小一部分。这就是亚马逊推荐系统，它使亚马逊成长为西方世界最大、最强的零售商。亚马逊之所以能发展壮大，根本原因不是它提供了最好的产品，而是它总能提供最好的购买建议。

扩展知识库是数字医疗领域的下一个发展目标。将普通个人培养成公民科学家是扩展知识库的一种手段。作为患者，他们既可以帮助自己，也可以帮助他人。他们可以收集信息，进行小型自助检测，主动对这些数据进行整理，按照一定的原则记录这些数据，并通过互联网将其分享出去。这就像人们在维基百科上添加条目一样。

就比如在天文学和鸟类学领域，非专业研究人员参与研究已经司空见惯，也被人们广泛接受。而在西方的医疗保健行业，这种现象还非常少见。随着医疗数字化时代的来临，吸纳非专业人士参与医学研究的呼声越来越高。但长久以来，专业研究人员和非专业人士之间形成了一道难以逾越的鸿沟。因此，难怪一些批评人士认为这种呼声不过是一种民粹主义的噱头罢了。

"公民科学"一词最初指的是专业医学科学与患者之间的一种合作关系。当前在线数据分享平台、社交媒体和智能手机正在拓宽公众参与科学活动的渠道，并在不断模糊专业和非专业研究之间的界限[14]。比如，一个名为"帕金森100日"（100forParkinsons）的活动要求参与者使用智能手机App收集100天的数据，并进行分享和比较。鼓励公众参与研究的类似活动还包括"美国肠道项目"（The American Gut Project）和"金赛报告者"（Kinsey Reporter）。前者关注的是人体微生物组，后者关注的是人类性行为。

在Mark2Cure和Cochrane Crowd平台，任何人都可以伸出援手，帮助专业研究人员搜索特定文档中的关键信息，从而更快地在浩如烟海的医学文献中找到急需的知识。在Stall Catchers平台，成千上万名非专业人士每天都在从脑部扫描的视频片段中寻找血凝块。

非专业研究人员参与的研究大多属于观察性研究，他们会记录自己的数据，并在网上分享。有时他们也参与干预性研究。他们会进行实验性的自助检测，并以清晰易懂的方式记录结果。例如，他们可能会在两周内吃特定的食物，测量它们对肠道微生物和健康的影响。总之，我们认为，非专业研究人员在研究活动中扮演着许多不同的角色。而他们在研究工作中所起的作用到底有多大，则是一个见仁见智的问题。

第5章 ◀
数字化的医患关系

本章的主要论题有：

● 患者越来越将自己视为医生的客户和合作伙伴，因此，患者体验和患者满意度变得越来越重要。

● 网络上的患者对医生的评论数量呈指数增长，在其他患者的决策中发挥着越来越大的作用。优步（Uber）和猫途鹰（Tripadvisor）等平台某些方面的经验可以应用到医患关系上，这类点评平台既有可取之处，也有本身的短板。

● 除了家人和朋友的推荐外，网络口碑正成为患者选择医院的一个重要标准。网络声誉管理已经成为医生和其他医疗服务提供者面临的新挑战。

● 从数量上看，在线问诊正在迅速取代常规的线下问诊。

● 数字医生助理降低了临床诊断和治疗建议中的主观性和易变性，有助于减少差错。有了它，人们只需动一下指尖就能获得全世界的各种医学知识。目前数字医生助理的准确率不断提升，正在成为每个医生团队不可或缺的工具。

● 在线药店正在挑战实体药店的地位，它能提供无缝、便捷的送药上门服务，但这些服务并不总是合法的。

● 在未来，单个的医疗服务提供者将有可能满足患者的所有医疗保健需求。这样的一站式医药商店将成为未来医疗领域的主流。

● 无人微型诊所将提高医疗保健服务的可及性，并降低每一个患者的费用。在不久的将来，它们将成为每一个购物中心、大学、工厂、机场、火车站、办公楼和高速公路休息站的基础设施。

● 全世界有34亿人的每日收入不足5.5美元，确保这些人能够享受高质量医疗保健服务的关键途径甚至唯一途径就是医疗数字化。

医生和患者是医疗保健领域的两个重要参与者，两者的关系是医疗保健行业能否成功的关键。传统上的医患关系是一种不平等的关系，一方往往受制于另一方。医生和患者在专业知识和权力方面的差距很大。患者需要无条件相信医生提供的信息和建议。医生是人们眼里的"白衣天使"，相比之下，患者长期以来扮演着被动的角色。近30年来，医患关系发生了很多变化，逐渐向患者为中心过渡。对于理想中的医生，马德里阿尔卡拉大学（University of Alcalá）的特雷莎·埃林（Teresa Hellín）教授是这样形容的：

面对患者，他不仅拥有充足的科学知识和高超的专业能力，还必须能够洞察人性。在他眼里，患者不只是症状、受损器官和情绪变化的承载者，更是一个有血有肉，既充满焦虑又抱有希望，渴望获得安慰、帮助和信任的人。医患关系的重要性是毋庸置疑的，因为在大多数情况下，准确的诊断和有效的治疗直接取决于两者关系的质量。[1]

随着数字医疗的到来，一股新的变革浪潮正影响着医患关系。在线评论网站会对医患关系产生何种影响？数字式沟通正在逐渐补充甚至替代传统的人际沟通，这会对医患互动产生什么样的影响？数字式辅助设备又将如何改变医患关系？本章将介绍5种数字医疗的应对模式。

在线选择、预约和评价医生

假设你搬到了一个新城市，想要找一个新牙医。或者，你已经在某个城市生活了一段时间，想要咨询一下妇科医生，但你以前从来没有咨询过，而你朋友推荐的医生目前不接收新患者。再或者，你住在农村地区，迫切需要找一个离你最近的肺病专家。这时候，你会怎么做？当然，你会征求朋友、家人和初级保健医生的意见，但他们的关系网相对比较狭窄。这就是中国企业家王航在2006年求医时遇到的事情。当时，他发现要找到合适的医生并不容易，于是便创立了"好大夫"平台，并将总部设在了北京。目前，"好大夫"已经发展成为中国最大的健康平台之一[2]。

热衷于自己动手的患者喜欢掌握做事的主动权。他们会为自己挑选产科医生、儿科医生、皮肤科医生、理疗师和心理治疗师。他们更习惯于淘宝网、亚马逊或其他电子商务网站的模式，希望动动指尖就能掌握所有重要信息，如附近地区各诊室的概况，每位医生的专业领域、治疗价格等相关信息。他们还希望了解以往患者对治疗过程和结果的评价。当他们有了意向的人选后，他们希望通过在线方式预约医生。

当然，这意味着需要有足够多的医生愿意并且能够提供这样的服务，并且他们愿意接受网上的比较和评价。这就要求他们的诊室必须通过数字方式安排他们的日程，只有这样患者才能在线预约就诊时间。

印度的Practo、波兰的DocPlanner、美国的RateMDs和Healthgrades、中国的"好大夫"和德国的Jameda等都建立了在线平台来解决这一问题。它们通过自己的平台为更多的患者推荐尽可能多的医生，并简化患者与医疗保健提供者之间的联系过程。这些平台的模式与Yelp（美国最大的点评网站）和猫途鹰非常类似。目前，使用这些平台的患者和医生的数量以及评论数量都非常多，而且还在迅速增长。

现在每天都有成千上万名新患者利用这些平台发表评论，他们对其他患者做决定的影响力也在不断增加。

典型案例：Practo

在印度，患者在寻求医疗救助的过程中会遇到很多问题。首先，他必须找到一名合适的医生。做到这一步是非常困难的，因为印度每1000名居民平均只拥有0.7名医生。其次，患者还要亲自参与化验样品的递送和分析，或者亲自安排X射线透视和核磁共振成像（MRI）。一旦患者的病情非常严重，他们也很难住进病房，接受治疗。

年轻的企业家沙山克（Shashank ND）和阿比纳夫·拉尔（Abhinav Lal）共同设立了Practo公司，旨在帮助患者解决这些难题。Practo主要由一个在线平台组成，患者可以通过它预约医生，安排好诊断必需的检查和分析。印度为这种服务提供了良好的实施条件。毕竟，与其他国家相比，该国智能手机的普及率非常高。目前，有20万名医生、1万家医院、4000个健身中心和8000个实验室在使用Practo平台。这一平台不仅在印度运营，还在巴西、印度尼西亚、新加坡和菲律宾开展业务，每年为客户安排约4500万次预约和检查。此外，它还建立了一个在线论坛，方便用户对自己就诊的医生和医院进行评价[3]。

典型案例：DocPlanner

DocPlanner平台允许患者预约当地的医生。这个平台由马里乌什·格拉莱夫斯基（Mariusz Gralewski）于2011年在波兰创立，目前有20多个国家在使用这一平台。DocPlanner会提供在线预约簿功能，发布注册医生的接诊时间，患者可以通过这一功能预约就医时段。除了网上预约之外，该平台还为医生设计了网络界面，对就诊室的布局和运作提供建议，并帮助医生提供远程医疗咨询。

DocPlanner的业务量不断增加。平台拥有200万注册医生和3000万注册患者，每月安排的就诊量高达150万人次，每月访问量有300万人次。公司还在计划拓展平台的功能，如为患者提供电话咨询业务，向人们提供关于医生、医院和健康保险公司的信息，以及建立关于特定疾病和治疗方法的论坛[4]。

有两种趋势在推动着患者在线评论数量的增长。首先，消费者现在已经养成了一种习惯：他们会在购买商品和服务前先查看它们的在线排名和评论，并且在购买后发表自己的评论。从这个角度来看，医疗保健行业只是在向其他行业跟进。其次，在上一章我们探讨了患者赋能和自我医疗的趋势。这一趋势使患者对医疗服务质量提出了新的标准，客户体验和客户满意度在这里转化为患者体验和患者满意度。

大多数患者认为，网上评论和简化的预约程序非常有用。在调查中，近70%的美国人表示，他们在选择医生时，患者发布的评论具有重要的参考价值。当然，它的重要程度要低于家人和朋友的建议[5]。

但绝大多数医生对这种评论持批评态度，这也是可以理解的。医生们担心大多数的负面评论是由不满意的患者发布的，他们认为这些患者不能准确地评估医生的工作质量。而被质疑的医生又无法反驳这些不客观的负面评论，因为这样做会违反医患保密协议。实际上，医生也不可能知道这些评论是否真的是由患者发布的[5]。

的确，有些人可能会出于敲诈的目的故意编造或捏造评论，损害医生的名誉。像RateMDs这样的公司就使用过这种伎俩。他们向医生出售一个包含评论管理器的服务包，使用者最多可以申请删除3条负面评论。但如果医生停止付费，负面评论就会再次出现[6]。一方面，它开启了一种新的勒索模式，利用网络霸凌医生。另一方面，支持患者发表评论的人认为，就像其他客户一样，患者有自由表达意见的权利。毕竟，客户说出自己的心里话并对医生的工作给予反馈，不过是在紧跟时代潮流而已。

最近，《医学互联网研究杂志》（*Journal of Medical Internet Research*）发表了一项关于患者在线评论的论文。该论文总结了63项原始研究的结果，最后得出的结论是，患者发布的大多数评论都是非常积极的，肯定了医生的工作[7]。其实，患者的在线评论可以成为非常有价值的信息来源。问题是，对患者来说，医生的哪些方面更为重要，更能得到较高的评价？医患关系又应该如何改善？尽管这些问题还没有明确的答案，但有一点是肯定的：医患关系不只涉及医学知识和技能，还有其他许多方面。

在线咨询

典型案例：Doctor on Demand

薇拉·梅根（Vera Maeghan）住在得克萨斯州的沃斯堡市，在该州的欧文市从事保险行业。她在Vera Doctor on Demand公司的网站上这样写道：

> 我的工作费时费力，我经常要连续工作10到12个小时，有时候连吃午饭的时间都没有。因此，我很难预约医生。而自从有了Doctor On Demand，我在几分钟内就可以得到医生的帮助。[8]

成立于2012年的Doctor on Demand在美国运营着一个在线平台，旨在帮助患者与医生、心理学家和治疗师建立联系。该平台最初主要面向20种最可能使人们去急诊科就诊的疾病。这些疾病大多数算不上什么急症，而是像流感、感冒或皮疹之类的普通疾病。现如今，该公司向患者提供更广泛的医疗咨询服务，比如心理学家和精神病学家的远程医疗咨询服务。

Doctor on Demand还为企业提供了对公服务，旨在降低员工的医疗保健费用。以往，员工生病后都需要离开工作场所去医院就诊。但Doctor on Demand平台允许人们使用智能手机咨询医生。必要情况下，人们可以通过它发送图片，并且能够快速得到医生的建议。这家公司一再向人们做出保证，只有经验丰富、有可靠从业记录的医生才可以开展此类咨询服务。

这个平台显然赢得了薇拉的认可，因为Doctor on Demand确实解决了她和她女儿的问题。薇拉录制了一段视频，愉快地叙述了自己的经历，并将视频上传到了油管视频网上。当时，她得了过敏性皮疹，于是便打算通过Doctor on Demand向医生咨询意见。在数字候诊室里等了几分钟后，薇拉联系到了当地的一位医生。对方花了不少时间了解她的情况，最后向她解释说，造成这种皮疹最常见的原因是食物不耐受、药物过敏或者感染。薇拉曾担心自己患上了免疫紊乱疾病，因为如果是这种情况，皮疹症状不会在几天内消失，而是会持续几个星期。医生的解释打消了她的疑虑。她的另一次网上求医经历也很顺利。当时，薇拉的女儿感冒了。在远程问诊后，医生给她开了一种可以在当地的药店买到的药。这样，她无须带着不停抱怨的女儿前去诊室就诊。对薇拉来说，Doctor on Demand的优势是显而易见的[8]。

很多人和薇拉的处境非常相似，他们工作繁忙，或者住在医生较少的地方。如果他们得了小病后能跟医生进行在线交流，那么他们肯定会从中得到很多便利和实惠。春雨医生、Doctor on Demand、Teladoc、MD Live、KRY、Push Doctor等已经发现了这种在线平台的优势。它们向患者提供数字化服务，患者可以通过网上聊天、电话或视频通话的方式随时随地向医生咨询。他们在网上咨询的不是"自助医疗"应对模式中的聊天机器人，而是有血有肉的人类医生。现如今，远程医疗十分流行，已经成为几乎所有医疗保健计划的一部分。

2018年，印度的医生和研究人员完成了一项研究。他们列举了促使在线医疗咨询业务强劲增长的5个因素：一是在线医疗咨询更加便利；二是医疗领域的重点已经转向了需要密集护理的非传染性疾病患者；三是更高的成本效率提高了医疗保健服务的可及性；四是在线医疗咨询更能保护患者隐私；五是患者可通过它轻松获得医生的参考意见[9]。

典型案例：春雨医生

2011年，一款中国医疗健康咨询手机应用春雨医生诞生，旨在帮助患者快速、便捷地获得医学建议。该应用允许轻症患者直接和医生进行交流。目前，大约有4000万人在使用这个App来访问一个由4万名医生组成的合作网络。大多数中国医生都在高负荷工作，而且收入偏低。咨询服务能给他们带来额外的收入，因此，这对他们来说非常具有吸引力[10]。

春雨医生平台采用免费增值的商业模式：患者和医生都可以免费使用这个App，但使用额外的服务时需要用户付费，比如多方会诊，安排面对面就医或咨询专家。春雨医生还通过投放健康保险公司、药品、其他医疗产品和私立医院的广告来获得更多收入。

值得一提的是，中国农村地区的医疗资源不足。因此，远程医疗和电话咨询显得越发重要。再加上很多中国人都有"存钱看病"的习惯，因此春雨医生有望进一步发展。

越来越多的医生也被在线咨询的优势所吸引，35岁的莉迪娅·坎贝尔-希尔（Lydia Campbell-Hill）就是其中一个例子。这名英格兰康沃尔郡（Cornwall）的医生在接受英国广播公司（BBC）采访时表示，网上医疗咨询改变了她的生活：

作为一名"兼职"全科医生，我每周要工作3天，工作时长超过39个小时。我一个人抚养孩子、养育孩子要花很多钱，繁忙的工作使我很少能见到自己的孩子。[11]

后来，她辞掉了诊所的工作，在自己的客厅或厨房里开展网上咨询服务。她就此说："我的压力减轻了很多，我可以根据学校的时间安排来调整自己的工作时间，甚至可以在儿子睡觉后再工作几个小时。"[11]

还有几个因素能够很好地解释在线医疗咨询业务的增长趋势。有时候，患者就医的目的是讨论化验结果或者更换药物。这类目的可以通过远程咨询轻松实现。

瑞典远程医疗公司KRY的卢克·布尔-尼尔森（Luke Buhl-Nielsen）表示，在瑞典，向初级保健医生寻求建议的患者中，有高达45%可以通过数字方式接受治疗。而且这种虚拟咨询通常比面对面咨询要便宜得多[11]。在印度，传统咨询的平均价格在1000到1500卢比之间，而在线咨询的平均价格在50到500卢比之间。患者也无须担心自己会在候诊室里感染上其他疾病，或者将自己的病传染给其他人。

世界上最大的零售商之一沃尔玛公司为其员工提供4美元的医生预约服务，但仅限于在线咨询。员工可以在一个安静的办公室里用Skype软件进行15分钟的网上就医，比起请半天假去诊室看病，这要划算得多[11]。

另一个问题是全球医生短缺的问题。据估计，2030年，美国执业医生的缺口高达5万人。这也就解释了为什么在人均医生数量较低和医生分布不均的国家，远程医疗咨询业务会出现大幅增长。在美国，目前有2/5的"Y世代"（1981—1996年出生，第一代数字原住民）患者使用虚拟方式咨询医生。2017年，美国的在线医疗咨询只有2300万人次。但当时预计，到2022年，这个数字有望达到1.05亿人次[11]。

数字医生助理

2019年，Pacific AI公司首席技术官戴维·塔尔比（David Talby）向《福布斯》杂志（*Forbes*）讲述了一个精彩的故事。在塔尔比很小的时候，父亲经常带着他前往银行拜访其贷款顾问。塔尔比的父亲经营着一家企业，由于经常需要贷款，他的父亲与银行保持着良好的关系。一起合作共事了多年之后，当地的每个银行家都了解他的父亲和他家的生意。因此，银行家会根据自己了解的情况确定他父亲的贷款额度和条款[12]。

如今的塔尔比也在经营一家公司，也需要亲自前往银行。银行的大楼、办公室、西装革履的职员和印在名片上的银行家头衔都与他儿时见到的几乎一模一样。但只有一点是不同的，现在的银行家无须确定是否放款和贷款的条件，也不需要决定银行能够向他提供什么样的金融产品，这些任务统统交给了计算机。说到底，塔尔比面前的银行家只不过是将他与自动处理系统联系起来的一个友好而熟悉的媒介而已。

当然，医疗保健行业与银行业有很大不同。但是，许多医生无法跟上医学领域的快速发展。他们被紧凑的日程所限制，烦琐的行政工作占据了他们大量的时间。他们有时没有足够的时间质疑现有的理念，并尝试新的方法。与此同时，患者的期望值在不断提高，他们掌握的知识也在不断增长。至少在日常生活中，患者有时会将自己定位为客户而不是患者。在这种背景下，旨在帮助医生和其他医疗保健提供者解决难题的数字助手也就顺理成章地出现了。Wlycloud、Enlitic、Arterys、RADLogics、WeDoctor、平安好医生、Merantix Healthcare和MedScape等公司推出的数字助手能够给医生提供诊断和治疗建议，协助医生快速做出更好的决定。它们既可以对X射线影像做出解释，还能对检验结果或治疗方法提供参考建议。

人工智能正在改变医学的某些领域，尤其是放射学。一些放射科医生担心自己的工作会被取代，其他人则把这项新技术看作一个机遇，因为它能协助医生快速做出更准确的诊断。此外，智能算法还能识别人眼无法察觉的微小组织变化。但是，人工智能带来的最根本变化在于，基于机器学习的软件可以获取放射科医生的大量经验和知识。这意味着，未来的超声影像或者X射线影像不仅要交给专家检查，还要传输给汇聚了全球相关疾病知识的人工智能进行检查。

典型案例：Enlitic

2014年，Enlitic在旧金山成立。该公司致力于将人工智能应用到医疗数据评估方面，例如，利用人工智能帮助放射科快速做出更准确的诊断。此外，公司创始人还希望借助人工智能更早地发现X射线影像反映出的疾病和其他健康问题。为此，Enlitic需要大量的放射图像和相应的诊断结果，以便人工智能算法能够从这些数据中识别出特定的模式。

2017年，全世界共生成了约10亿张超声影像、X射线影像、CT影像和MRI影像。研究表明，医生未能通过影像做出正确诊断或发现疾病的，约占病例总数的1/5。这不仅给患者带来了严重影响，还增加了医疗保健部门的后续成本[13]。而这正是人工智能可以发挥优势的地方。除了精度和速度上的优势，基于机器学习的系统还可以从所有以前的诊断中得出结论。理想情况下，人工智能的数据库中应该包含尽可能多的病例，包括患者的所有信息和针对患者的所有诊断结果。

举个例子，研究表明，机器学习软件在检测肺部某些肿块方面的能力甚至比一组有经验的放射科医生要好很多。机器学习软件还能更准确地识别骨骼中最细小的骨折，并在这项挑战中击败了所有的专家。还有一项比较特别的挑战是检测罕见的组织病变，如肺部组织病变。这方面，专家只能根据教科书上的图片来识别肿瘤组织。人工智能则可以比对大量的类似影像，从而起到重要的辅助作用。

Enlitic的首席执行官凯文·莱曼（Kevin Lyman）预计，人工智能将在医疗保健领域开创一个全新的生态系统。它能将各种不同来源的数据结合起来，绘制出能够反映患者健康状况的全景图像。即使是缺乏医疗保健资源的非洲偏远地区的患者，也可以从医学成像技术的进步中受益。当地的医生只需要生成医疗影像，如超声影像，紧接着，远在美国、欧洲或中国的人工智能就能对其进行分析。几秒后，当地医生就能依据人工智能从数百万病例中获得的经验快速做出诊断。

典型案例：Arterys

Arterys也是一家成立于旧金山的企业。这家公司最初关注的重点是婴儿和儿童的心血管疾病。公司的宗旨也十分明确：希望利用基于人工智能的图像处理系统来减少临床诊断的主观性和不准确性。公司现在推出了一系列基于软件的服务来帮助医生做出诊断。这些服务也获得了美国食品药品监督管理局的批准。需要指出的是，心脏检查产生的大量数据大多数情况下是无法当场完成分析的。Arterys开发的基于云计算的软件可以将需要大量计算的部分数据外包出去。可以预见的是，每增加一个患者的数据，都将提高诊断的速度和准确性。此外，医生也不会孤立地选择治疗方案，而是会借鉴其他医生积累的经验，同时借鉴人工智能的建议，因为它综合学习了各类医学协会的治疗方案。

典型案例：RADLogics

这家公司开发了一种软件，可以在放射科医生阅片前对症状做初步的评估，这个初步评估报告会连同原始影像一同发送给放射科医生。这个软件的目的不是取代医学专家，而是把他们从费时费力的工作（如统计像素）中解放出来。在设计这款软件时，RADLogics的程序员观察了医院等医疗部门里放射科医生的日常工作。他们发现，这些医生把80%的时间都花在了前期工作（即

"像素捕捉"）上。很明显，放射科医生应该将大部分的时间用在诊断上，这样才能减少误判和误诊。因此，这些医生需要一款软件把他们从前期工作中解放出来。另外，在分析图像时，这款软件需要用到患者的数字病历，以便能够全面了解患者的健康状况。

典型案例：万里云公司

总部位于北京的万里云公司与RADLogics几乎是在同一时间成立的。在中国，肺癌是最常见的癌症类型。考虑到中国有3亿人吸烟，这一点也就不足为奇了。近年来，中国政府试图通过广泛推行肺癌筛查项目来解决这一问题。但在实施过程中还存在不少问题：中国缺少足够的放射科医生或肿瘤科医生，尤其是农村地区。

万里云已经开始着手解决这个问题。这家成立于2009年的公司甚至会在没有放射科医生的农村地区运营放射影像中心。放射影像会以数字方式上传到公司的云服务器，安装在公司中心的人工智能会协助专家做出诊断。同样，万里云获取的医学影像越多，其深度学习算法分析图像的能力就会越强。有1600多家医院与万里云展开合作，以便充分利用这家创业公司提供的低成本远程诊断服务。

这家公司在医疗保健行业打响了名头。2016年，互联网巨头阿里巴巴旗下的阿里健康以3500万美元的价格收购了万里云25%的股份。万里云制订了一套宏伟的计划，打算将业务扩展到中国以外的地区。它计划在新加坡建立区域性中心，并希望以此为跳板向其他东南亚国家扩展业务[14]。

许多主要的医疗保健平台，尤其是中国的平台，在各个方面都高度依赖基于人工智能的数字医生助理。这是为日收入低于5.5美元的34亿人提供高质量医疗保健服务的唯一途径[15]。

典型案例：医景网

利用虚拟点对点网络同样可以建立有效的辅助诊断系统，为医生提供参考意见。但这一系统的自动化程度较低。这一领域实力最强的网站是成立于2015年、总部位于纽约的医景网（MedScape）。平台成立两年后，就有31万名医生成了它的用户，其中10%属于活跃用户。网站访问者平均年龄为56岁，分布于全世界的171个国家，他们在该平台上发布了超过11万条信息。超过90%的提问者会在90分钟内得到第一个答案[16]。

这种数字化应对模式的目标是防止误诊。误诊绝非一个小问题，研究表明，门诊诊断的错误率为3%～5%[13,16]，而住院病历的误诊率为6%～7%。

网上药店

几年前，谁会预料到人们可以通过网站购买药品呢？近年来，全球网上药店以惊人的速度发展起来。2018年，全球患者通过互联网购买的药品价值高达420亿美元。而到2025年，这一数字将远远超过1000亿美元[17]。一些网站会销售假药，或活性成分含量不明的药品。有资料表明，网上销售的药品中有1/5的是假药。这些假药既有毫无效果的安慰剂，也有危及生命的掺假药物，会对人体健康产生严重的负面影响。为此，瑞士公共卫生管理部门——瑞士药品管理局对这类欺诈网站发出了警告，并建议人们不要在网上购买药品[18]。美国食品药品监督管理局公布了可疑网络供应商名单，名单上的供应商数量在不断增多[19]。

尽管如此，网上药店的数量仍在不断增长。造成这一问题的主要原因是网上药店能使人们更轻松、更方便地获取处方药，获得许可的、合法的在线药店、邮购药店或远程药店都能提供这类服务。患者可以通过互联网购买药品，不仅可以购买非处方药，也可以购买处方药，并且还能享受送货上门服务。

需要定期服用药物的慢性疾病患者可以从中受益，因为他们无须再去药房排队买药了。此外，与传统药店相比，网上药店可以提供种类繁多、价格更低的药品，并且能为更大地理范围的客户提供服务。

现在能够熟练使用计算机和互联网的人越来越多，他们习惯于网上购物，能够区分可靠和不可靠的供应商。这些人也在逐渐变老。在美国，年龄在35岁到39岁之间的慢性病患者平均每年要服用11种不同的处方药，而65岁以上的患者则每年平均需要服用21种。最后，一个不容忽视的问题是，随着整个医疗保健生态系统不断向数字处方和药品当日送达服务逐渐成为常态以及必要监管机制越发完善的方向发展，网上药店也会从中受益。

通过比较可以发现，在药品的网上购买量方面，美国仍然占据世界第一的位置，其药品网上购买量占药品总购买量的25%。排在其后的是一些欧洲国家，包括德国、法国和英国。中国在亚洲排名第一，印度也在朝着这个方向大力推进。巴西在拉丁美洲排名第一。中东地区和非洲的互联网药店仍在缓慢成长。

在某些情况下，互联网药店可以拓宽人们购买药物的渠道，比如使患者更容易获取胰岛素或者降胆固醇药物。关于这是否会提高患者的依从性（即患者对治疗方法的服从程度），科学界仍存在争论。早在2011年，美国的学者就在《医疗经济学期刊》（*Journal of Medical Economics*）上发表了一篇论文，探讨了网上药店可能对患者造成的影响[20]。这项研究调查了超过2.2万名服用口服降糖药的患者，并评价了他们的服药依从性，即患者实际服药的天数百分比。研究发现，在平均服药依从性方面，网上购买药物的患者高于反复去药店买药的患者。

另一项美国的研究则调查了1.5万名糖尿病患者。这些患者以前都是从实体药店买药，后来都选择通过网上药店购买药物。研究发现，这些患者的平均服药依从性得到了显著提高。与此同时，每人每月的相关费用降低了约80美元。还有一项针对高胆固醇水平人群的调查也表明，在网上药店买药的患者中，85%的患者低密度脂蛋白（也被称为"坏胆固醇"）水平有所下降。而在附近的实体药店购买药物的患者中，这一比例为74.2%[21]。

不过，目前还没有确凿的科学证据能够证明网上药店对患者服药依从性的影响[22]。此外，并不是每一种治疗非传染性疾病的药物都可以通过网上药店获取。一些慢性疾病需要通过复杂的药物组合进行治疗，有些药物需要通过静脉注射入患者体内，或者其用量必须得到精确控制。为确保药品的安全性和有效性，这样的药物不能通过网络进行销售。

一站式数字平台

为什么大型购物中心如此受人欢迎？因为它们把人们所需要的所有商品整齐地分类摆放好，集中在一个场所，尽一切可能为顾客提供愉快的购物体验。它们对服务和开放时间进行了充分协调。你只需要开车到一个购物场所，找一个停车位，不用担心其他事情。当然，购物中心不是非营利性的慈善组织。它们尽最大努力关注客户需求的目的是留住越来越多的顾客，并确保他们购买尽可能多的商品。

相比之下，初级医疗设施会分散在不同的位置，医疗资源支离破碎，很难互相协调，参与者很难开展系统性的合作。在某些地区，这些参与者甚至完全没有进行过系统性的合作。医生和患者协作生成的数据会搁置在文件柜或诊室的计算机中。检查结果、X射线影像、诊断、治疗和用药信息，以及有效的治疗方法依然是医生和患者之间的秘密。如果患者转诊到另一位医生那里，新的参与者就无法获得这些信息。这不仅给患者带来不便，而且也拉低了整个医疗系统的效率和品质。

认识到这一问题后，世界卫生组织发出倡议，号召各国建立一体化卫生服务体系。世界卫生组织指出：

一体化卫生服务是指通过对卫生服务进行组织和管理，确保人们能够及时、便捷地获得所需的医疗保健服务，并在节约成本的前提下实现预期结果。[23]

一体化卫生服务体系的重点是向患者及其家属提供流畅且协同的医疗保健服务。其理论依据是：只有确保患者能够在医疗系统内有效地流转，才能使其获得更高质量的医疗服务，达到更好的医疗效果。

考虑到这方面的综合性需求，这一理论与实践并不矛盾，尤其在非传染性疾病领域。一体化卫生服务体系能够提高医疗服务质量和患者满意度，并能改善护理服务的可及性。这正是奥斯卡健保公司、Ottonova、平安保险和Collective Health等公司的切入点。它们以客户为中心，精心整合各种医疗保健提供者，建立完整的生态系统。我们可以把这些一体化卫生服务系统的提供者看作全方位的健康服务中心（类似于购物中心）。顾客可以通过App随时访问它，也可以把它当成符合标准的一站式商店，无论是健康的人还是患者都能享受到它的接待服务。这些公司正向数字平台公司过渡，将客户与医疗服务提供者联系在一起，减轻双方烦琐的工作。这些公司逐渐承担起医疗保健领域的"乐队指挥"角色。这一进程虽然缓慢，但趋势是不可逆转的。对它们来说，签约的客户越多，它们对医疗服务提供者的吸引力也就越大。反过来，它们的生态系统纳入的医疗服务提供者越多，它们就能为客户提供更好的服务。这就是所谓的"网络效应"。虽然这些公司迫切需要提升平台的效率，但在这个过程中它们也在朝着寡头垄断的方向发展，因此我们需要批判地审视这个问题。

　　这些公司的核心目标是向患者提供全套的数字化流程，以时间轴的方式记录客户的所有健康数据。它是客户、平台运营商和医疗保健提供者之间每次交互的起点，也构成了将所有交互串联在一起的信息主链。这类平台上最常见的交互包括搜索医生和预约挂号，查看检验结果和处方信息，进行自我诊断，提供导医服务，开启与医生的远程咨询，处理和跟踪医疗账单，获取相关疾病的有效信息和预防建议，组织预防性筛查，以及监控和跟踪健康数据。

因此，从患者的角度来看，这类平台公司整合了多种数字医疗的应对模式，便于更广泛的人群进行访问。健康保险公司和大型医疗保健提供者最适合采用这种模式。但在这方面，起决定性作用的最终还是国家、社会和民众。

无人微型诊所

居住在乌镇（位于上海附近）的刘女士向人们讲述了自己的一段经历：

最近天气很冷，我的孩子生病了，于是我找了一家"一分钟诊所"。这些在线医生的服务非常周到，节省了我很多挂号和排队的时间。另外，"一分钟诊所"24小时开放，晚上买药也很方便。如果这样的服务能够普及开来，我们的生活会更加方便。[24]

刘女士提到的"一分钟诊所"，是中国的一家健康保险提供者——平安保险及其子公司平安好医生最新推出的突破性创新服务。成立于2014年的平安好医生开发了一款手机App，以方便人们进行网上预约。如果患者得了小病，还可以利用App进行视频和电话咨询。平安好医生不仅可以赔付医生的酬金，还可以赔付处方药和治疗费用。注册用户还可以选择在论坛上与其他用户分享信息。

目前，平安好医生正致力于在全中国范围内建立"一分钟诊所"。诊所内部的人工智能会进行诊断，并向患者推荐药物和治疗方案。从外观上看，"一分钟诊所"像一个新颖别致、设备齐全的运输集装箱，或是介于照相亭和自动售货机之间的东西。事实上，它是一个无人微型诊所。人们可以借助它轻松获取平安集团的各种健康服务。

"一分钟诊所"采用ACG设计风格（即融合了动画、漫画和游戏的风格）。患者进入大约3平方米的诊所后，就可以与数字医生助理聊天，陈述自己的症状。此外，患者还可以在诊所内提交血液、尿液或其他样本，并拍摄照片。人工智能医生会收集患者的病史，进行初步诊断。然后，系统会将信息传递给1000位内部专家中的一位，由其通过视频连线立即开始接诊。专家可以迅速判断出人工智能的初步诊断和治疗建议的准确性。为了使患者能在诊断后立即获得药品，微型诊所内部还配备了一台药品自动贩卖机，里面存有100种重要的常见药品。微型诊所还能为患者提供最先进的在线咨询服务，并能立即回答涉及2000多种常见疾病的数万个医学问题。

"一分钟诊所"的试运营表明，公众对这种由人工智能参与的治疗方法非常感兴趣。在试点运营后的第一年，公司计划在中国8个省份内人群聚集的地方，如学校、药店、购物中心、机场、火车站、高速公路休息站和工厂，设立1000多个这样的无人诊所。过不了多久，它们就能为300多万名患者提供方便的卫生服务。公司已经与3000多家医院和6万多家医疗保健机构建立了合作关系。这样，在遇到危重病例后，微型诊所的合作医生可以迅速进行干预，并立即将患者安排到最近的医院接受住院治疗。

随着数据量的增加，人工智能可以诊断的疾病种类会越来越多，准确率会越来越高，给出建议也会更加合理。当然，这些都完全取决于数据库的规模。最近几年，有200多名人工智能专家一直致力于完善平安好医生的基础技术。他们收集了近3亿组包含医生诊断结果和治疗建议的数据集。所有这些知识、经验都可以应用到机器学习算法中，帮助人工智能做出诊断并准确开出处方。目前患者花在"一分钟诊所"内的平均时间不到5分钟，对诊所的满意率高达98%。

其中一家"一分钟诊所"设置在一家视频分享网站——哔哩哔哩的上海总部。它已经为公司员工提供了数千次医疗和健康服务，不仅节省了员工的时间，而且还为公司总部省下了病房空间，并节省了人手。总部只需要两名医生和两名护士就能完成日常工作。特别是在中国这样一个医疗人员较短缺的国家，无人诊所有助于缓解医生缺乏的问题。长期来看，这些诊所还减少了员工的医疗费用和请病假的次数。

为什么这样的创新模式在中国发展得如此之快？根据世界卫

生组织的数据，中国平均每1000名居民只拥有1.8名医生，医生人手严重短缺。相比之下，美国平均每1000名居民拥有2.5名医生，澳大利亚则是3.4名。来自美国弗若斯特沙利文公司（Frost & Sullivan）的数据显示，2016年，中国患者每次看病平均花费3个小时，这些时间包括交通时间和等候时间。患者实际与医生的平均接触时间只有8分钟，约占总看病时间的4.4%。[25]

此外，中国患者不太信任当地的小医院和医疗设施。因此，中国许多地区都以数字医疗和人工智能为手段，试图弥补医疗领域的人力资源供应缺口。这样，就不必花费数年时间培训更多的医生。这也解释了为什么有那么多的项目和公司都在致力于通过数字技术让患者获得更好的医疗保健服务。

可以想象，在不远的将来，第一批这样的无人诊所也会在欧洲或美国投入试运营。它会最先设置在医院的大厅里，由医院保障它的运营，然后设置在工厂，最后进入公共空间。

第6章 ◀
数字疗法

本章的主要论题有：

● 基于数字技术的数字疗法能够协调患者、医生、医疗设备、药物和干预措施之间的交互作用。这种新型治疗方法能够最大限度以患者为中心，成为患者和医生共同参与治疗非传染性疾病的重要工具。

● 数字疗法将医生和计算机结合起来，走人机结合的发展道路。它不会取代医生，而是会扩大医生的职能。

● 数字疗法可以随时随地采用最佳的治疗标准。这意味着它需要不断提高治疗和自我治疗的质量，并减少不能反映目前知识状况的治疗风险。

● 数字疗法是一种新的、不同的疾病管理方式。它能显著提高治疗质量，尤其是能在医院以外的环境中发挥作用。它能确保人们受到持续的护理，并能高频率反馈关键指标，还能主动替患者呼叫医生。

● 数字疗法比传统疗法更加实惠。因此，它有助于在全球范围内推进顶级医疗保健资源的大众化。

● 未来几十年，可以投入使用的数字疗法数量将呈现指数型增长。未来，开具数字处方会像开具药品处方一样常见。

● 如果没有相应的数字疗法，药物往往无法达到最佳效果。不能提供任何数字化辅助治疗选项的医疗保健提供者，不可能成为一流的医疗保健提供者。

● 在数字化环境中，约99.5%的患者参与的互动发生在患者和聊天机器人之间，只有0.5%发生在患者与医生之间。

● 虚拟现实技术和增强现实技术正在逐渐成为医疗保健领域的关键技术，这些技术是治疗心理疾病和肌肉骨骼系统疾病的基础。

● 医药管理当局正在为数字医疗的质量控制和持续审批开放渠道，未来数字医疗将不断更新和发展。

● 某种意义上，虚拟教练就像在陌生城市为人们指路的"导航系统"一样，将成为引领人们打造健康生活方式的关键。

虚拟伙伴能否代替家人照料长期患病的儿童？这听起来似乎有点异想天开，但结合我们的一段研究经历来看，这种想法也许并不算太疯狂。我们曾在苏黎世大学和圣加仑大学的数字健康干预中心参与过一项针对肥胖儿童的临床研究。我们与儿童医院的医生和小患者们合作，开发了"安娜"和"卢卡斯"这两个虚拟伙伴。它们每天都用"早上好"来问候孩子们。几天后，我们按计划关掉了它们的问候功能。我们原以为孩子们都厌倦了这些问候语，但一些孩子立即做出了反应。他们向人类教练，也就是我们，发送了一则信息："为什么卢卡斯教练不再和我打招呼了？我很难过，因为没有一个人对我说'早上好'。"

不是所有的孩子都在完美的家庭中成长。能派上用场的次优办法，往往胜过考虑周到的最好办法，后者只能适用于少数人，即拥有完美家庭的少数人。在这种情况下，虚拟伙伴至少可以在一定程度上扮演保姆的角色，而且这是任何人都负担得起的。

慢性病患者看病的日常情形大致是这样：为了预约看病，他们有时需要暂停工作或学习；好不容易来到医院，还要坐在候诊室里等很长时间；终于轮到自己看病了，医生却只会花七分钟时间给自己看病；看完病后，带着处方和一堆建议重新回到自己的生活中，只能靠自己与顽固的疾病战斗。当患者离开诊室后，医疗领域那些良好的初衷去了哪里？它们几天内都被抛诸脑后。要想更好地治疗非传染性疾病，患者必须永久改变自己的生活方式，因此他们需要一个私人教练。在体育锻炼圈子里，只有富人才能请得起私人教练。在医疗卫生领域，事实更是如此。

而数字疗法能够给慢性病患者带来全新的体验，患者的日常看病情形有可能变成这样：患者第一次就医时，医生便开具了传统药物处方，另外还开具了"虚拟私人教练"形式的数字疗法，可以连续几周乃至几个月昼夜不停地帮助患者。最理想的虚拟教练不仅善解人意、幽默风趣、低调含蓄，还懂得何时需要采取干预手段，何时需要保持沉默。它不是一个频繁推送通知的令人恼火的智能手机App，它能够与患者单独互动，学习他们，适应他们。身边有这样一个虚拟伙伴，对患者的身心都有好处。

人工智能确实可以让医疗保健更加人性化。在某种程度上，它把"关爱"带到了医疗保健中，这种观点可以追溯到数字医疗的先驱埃里克·托波尔。早期数字疗法采用经典的行为修正方法，并辅之以数字媒体技术。开发者们将成熟、可靠的医疗干预措施转化为数字形式，如基于网络的训练、智能手机App和增强现实应用程序。

让我们来看看数字疗法的最基本形式——基于网络的训练。它的基本形式是：患者利用笔记本电脑或台式电脑登录某个网站，完成当天的任务。最早出现的基于网络的训练几乎完全复制了传统的治疗方法，没有利用数字设备的任何潜力。

为了更好地理解数字疗法的光明前景，我们应该了解一下数字广告的发展。在谷歌、脸书（Facebook，现更名为元宇宙"Meta"）和亚马逊出现之前，广告仅限于印刷媒体、海报、广播和电视这几种模拟形式。尽管谷歌等数字广告渠道占据了优势，但传统广告形式仍然存在。不过，数字广告正以两位数的速度增长。2019年，美国一半以上的广告费用流向了数字广告市场，其中2/3流向了移动媒体市场。在中国，这种趋势更加明显。2019年，超过2/3的广告费用流向了数字广告市场，其主要渠道是百度、阿里巴巴和腾讯[1]。

　　为什么会出现这种从模拟广告到数字广告的转变呢？第一，数字广告更适合个性化营销，也就是说，它能够更好地针对特定的潜在客户群体。事实上，判断什么样的人会使用某款App，要比判断什么样的人会经过某个广告容易得多。第二，数字广告的效果更容易衡量。谁会在广告的影响下决定购买？这是判断广告效果的决定性问题。数字广告渠道相当准确地回答了这个问题。第三，广告费越来越多地取决于可量化的广告效果。换句话说，广告主只有在广告成功的情况下才会付费。在广告的影响下，有多少潜在客户转变成实际客户，广告主就会支付与之相应的费用。

　　同样的原理也越来越多地应用于数字疗法。这种疗法是为特定的患者量身定制的，而且随着时间的推移患者会更加适应它。比如，通过学习，数字疗法会知道何时、何地（如在家或者办公室）、何种情况下（如在计算机前感到疲倦时），何种放松训练最有效。然后，这些知识将以匿名的方式与云端的所有其他医疗保健实体进行共享，从而使整个系统能够自我改进。在某种程度上，这是一种自学习算法。系统能通过各种方式，如通过虚拟私人教练提出简单问题或者通过记录和分析生命体征数据，持续监测患者当前的健康状况。

　　数字疗法构建于三个基础之上，分别是监测方法，"交谈与手段"范式，以及即时干预的健康心理学概念，我们将在下面进行解释。

第一个基础是监测方法，涉及对患者健康状态、行为习惯和生活方式的持续测量和评估。如果测量值或估计值偏离目标值，患者就会达到所谓的"脆弱状态"，需要对其进行干预。

第二个基础是"交谈与手段"范式。其内涵是患者通过沟通来实施干预。患者在沟通中应该尽可能使用自然语言，就像与医生进行交谈一样。患者使用的不是带有各种菜单的App，而是一个虚拟教练或虚拟助手。他们可以与它对话（"交谈"）。"手段"则是指虚拟教练或虚拟助手所建议的具体措施，例如，借助智能手机完成呼吸锻炼或与家人一起徒步旅行。系统会检查患者是否有条件接受必要的干预措施，比如，患者目前是否正在开会或驾驶汽车。如果条件具备，系统会尽快实施干预措施；如果时机不合适，及时干预算法会计算一个合适的时段。这一点很重要，因为目前大约60%的智能手机通知都是在"错误"的时间推送的，用户甚至可能连看都不看，更不用说采取行动了。正确的干预措施推送窗口时间因人而异，取决于检测的时间、地点、电池电量水平、环境和具体的活动等因素。根据这一点，只有在医学上确有必要且患者有条件参与的情况下，系统才会启动健康干预措施。这看起来似乎很简单，但实施起来非常复杂，需要用到大量的数据和有效的机器学习算法。

第三个基础是干预措施本身，涉及健康干预措施的互相作用方式。传统药物会使人体产生生理化学反应，进而对人体产生影响，而数字疗法则是通过治疗管理来帮助患者改变行为。药物治疗和数字治疗两者可以相互补充。苏黎世联邦理工学院和圣加仑大学的数字健康干预中心将数字疗法的特点总结如下：

● 能够改善非传染性疾病患者的自我管理，例如，积极、及时地管理常规医疗干预措施，或使用简洁的语言提高患者健康素养。

● 促使患者的家人和朋友配合参与健康管理，例如，协助家人改变在家庭中的某些行为习惯和生活方式。

● 能够向患者、医疗保健提供者和亲属通报患者严重的健康状况，以确保对必要的紧急程序提供支持，例如，发送自动紧急呼叫等。

● 能够对严重危及患者健康的状况进行预测，例如，肺病患者的病情是否恶化（病情急性恶化），或糖尿病患者是否有低血糖症状，从而判断是否有必要以及何时需要将患者送入医院。

● 向医生提供患者的日常生活数据，以便医生能够优化治疗方案。例如，向医生通报哮喘患者是否服用支气管扩张剂、服用时间、是否正确服用等方面的概况。

● 提高医生在常规办公时间内的效率。虚拟助手可以让医生更有效地帮助那些在日常生活中无法独自管理自己病情的人，如血糖水平波动剧烈或哮喘控制不良的患者。

● 利用每天收集的数据，支持人们对新的数字化健康干预措施开展研究。

数字疗法中医生扮演着重要的角色，目前还没有证据表明实体从业者正被虚拟助手所取代。通常情况下，这种转变不是一个非此即彼的问题。相反，它更需要虚拟世界和实体世界之间的合作，即医生、医疗设备、数字疗法和药物的结合。医学的实体属性会永远保留下来。

在数字疗法的范畴内，我们现在将探讨代表不同发展阶段的三种数字化应对模式：虚拟私人教练、数字处方疗法和提高患者依从性的虚拟教练。现在我们将详细解释这三种模式。

虚拟私人教练

如果你既想保持身材，又想吃得健康，同时又没有必要的时间、知识和意志力去健身，那么，你可以请一个私人教练，但前提是你必须有足够的钱。他会每周利用两到三次课程帮助你健身，百分之百地关注你的需求，为你量身定制健身计划，教你正确的锻炼方法，纠正你的动作和习惯，鼓励你，不断激励你去实现更具挑战性的新目标。私人教练能让你发挥出最大的潜能，但问题是，私人教练的费用太高了，绝大多数人都雇不起私人教练。

与此相对的是，虚拟私人教练是每个人都雇得起的。当然，虚拟私人教练确实有明显的缺点：它不是真实的、可靠的人类私人教练，不能回应我们的神情和手势，也不能触摸或拥抱我们。它也不能立即读懂我们的步态、眼神和姿势，从而知道我们在做什么，以及我们可能需要什么。它不穿白大褂，也不会引起我们的尊重、敬畏或恐惧。它永远和人类私人教练或医生不同。但它也无须如此，因为这些缺点会被它的优点所抵消。

第一，虚拟私人教练是全天候的，能够随时随地提供服务。第二，它几乎不产生任何费用，每个人都负担得起。也就是说，虚拟私人教练将进一步促进医疗保健的大众化。第三，在某些领域，虚拟私人教练的指导至少和医生或治疗师提供的指导一样有效，但医生或治疗师的指导要受到时间和地点的限制。第四，理想的虚拟私人教练不受外界因素波动的影响。它总能掌握最新的医学知识，而且它所提供的知识不会因时间、地点、患者群体或患者的支付能力的不同而打折扣。最好的人类私人教练优于私人虚拟教练，但普通的人类私人教练比不上虚拟私人教练。第五，数字疗法产生了海量的有价值数据，计算机可以对这些数据进行处理，不断改进和改善治疗方法。数字疗法本身便是自学习系统的一部分。

正是出于这些原因，虚拟私人教练正在风靡全球。它帮助数百万患者治疗非传染性疾病，并帮助更多的人预防非传染性疾病。它可以用在所有最常见疾病的治疗和防治上。

mySugr、Omada Health、Virta Health、Livongo和Lark等公司开发的虚拟私人教练不仅能帮助糖尿病患者记录血糖水平，用幽默风趣的话语鼓励他们，还能从血糖检测设备中收集数据并同步数据，提醒患者进行检测，为他们提供营养方面的帮助，并为他们下次与人类医生的会面提供重要数据。

典型案例：mySugr

mySugr是奥地利的一家创业公司，创始人为弗兰克·韦斯特曼（Frank Westermann）。2010年，韦斯特曼在罗马尼亚一家的加油站停留期间，萌生了创立这家公司的想法。当时的韦斯特曼是一名企业顾问，正赶去布加勒斯特（Bucharest）会见客户。作为一名糖尿病患者，他必须定期在纸质笔记本上记录自己的血糖水平，那天也不例外。虽然那个时候有很多手机应用涌现出来，但弗兰克找不到令自己满意的App，来简化这种烦琐的记日志方式。（糖尿病的日常治疗方法包括记录和管理各种数据，如确定碳水化合物的含量、测量血糖水平、计算胰岛素的用量，每天都需要一次又一次地测量、记录、计算。）

从罗马尼亚回来后，弗兰克决定用一款App来解决这些问题。于是他寻找联合创始人，吸引投资者，开始创建公司。他一次次遇到挫折，又一次次克服困难。他迫切希望能开发更好的虚拟辅助系统，这个愿望支撑他渡过了每一个难关。5个最初创始人中的两个，也是仅有的两个开发人员，因为不再相信这个想法，仅仅一个月后就离开了公司。不过，由于投资者坚持了下来，这款应用的开发得以延续下去。

mySugr应用刚一上市，许多医生便产生了疑惑：这款App到底能做什么？对它的创始人来说，它在得到行业认可之前的那段时间是漫长的。医疗保险公司一开始也不了解这项技术，因为这是他们从未见过的。但弗兰克的坚持终于赢得了回报。今天，这款App已经发展成为一个成熟的平台。它的一系列功能可以帮助糖尿病患者更好地管理病情。通过它记录的相关数据，患者、医生和糖尿病治疗顾问能够洞察糖尿病患者的日常生活，方便他们做出有针对性的调整。

公司成立后，连续多年都面临着财务困境。为此，所有的创始人都反复向公司追加投资，并倾注了大量的时间。很多时候，他们甚至不得不更换住所。转折点出现在2017年，当时罗氏公司看中了这家公司，将其收购。目前mySugr已在数字医疗保健行业站稳脚跟，注册用户超过200万，是最受欢迎的糖尿病管理应用之一。mySugr公司总部位于维也纳，还有一个办事处位于加利福尼亚州的圣迭戈市。

截至2020年3月，mySugr应用已经向79个国家免费开放，支持14种语言。用户只要连接上兼容的设备，就可以免费使用该应用的Pro版本，该版本支持食物照片上传等附加功能。此外，德国和美国的患者可以使用mySugr套餐服务，咨询经验丰富的糖尿病治疗顾问，免费获取可满足个人基本用量的验糖试纸和其他福利。

mySugr的开发者部分是糖尿病患者，在公司160多名员工中，有20多人患有这种疾病。因此，公司确实非常了解患者的关注点和需求。

典型案例：Meru Health

Meru Health是一家位于芬兰赫尔辛基市和美国加利福尼亚州帕洛阿尔托市（Palo Alto）的公司，它致力于治疗抑郁症和焦虑症。公司的技术核心是一个聊天机器人，它是一个虚拟的大师级沟通教练，它将正念练习和行为治疗等常见的治疗模块融合起来，创造了一个全新的综合疗法。

公司的虚拟教练每天会设定新的任务和新的练习，并向患者提出新的见解。而真人教练则会通过电话与患者沟通，以强化虚拟教练的作用。此外，患者还可以与其他患者进行匿名交流。Meru Health持续收集的数据表明，这一疗法是有效的。完成该计划的所有患者中，有75%在12周后将PHQ-9抑郁症筛查量表（*衡量抑郁症严重程度的行业标准*）的评分降低了至少20%。患者讲述的经历更清楚地证明了它的效果。

玛丽就是其中的一名患者。此前，过高的工作压力使她精疲力竭。一开始，她不确定手机App是否能帮助她。用过Meru Health后，她开始向其他人推荐这款应用：

我曾经怀疑手机治疗程序不可能改善我的倦怠、焦虑和抑郁。我出现这种心理状况已经有10年了。这10年里，我断断续续地尝试了冥想治疗，我觉得这方面没有什么新的东西值得我学习。但我错了，把正念冥想和行为治疗结合在一起是有启发性的，而拥有个人虚拟治疗师是我得到成功治疗的关键。在这款App的帮助下，我学会了如何减少极限工作时间，学会了在焦虑时如何练习同情自我、友善对待自我。更多的休息时间和降低焦虑感是显著缓解抑郁症的关键。[2]

许多公司也都在采用类似的方法，其中一些公司发展迅速，如Ginger.io、Happify、Lyra Health、Pathmate Technologies和2Morrow。这些公司的目标都是对抗焦虑、抑郁、肥胖、吸烟、心理压力和慢性疼痛。它们都在努力将现有的行为改变理论转化为人人都负担得起的、人人都能享受的可扩展的数字医疗服务。

在与心理疾病的斗争中，保证人人都能轻松得到治疗是非常重要的。患者的症状会逐渐恶化，但他们会在很长一段时间忽略这些症状。由于抑郁症这样的心理疾病仍然没有被社会广泛承认，因此，患者忽略自己的症状是很常见的。新加坡的初产妇就是如此，她们大都表现出产后抑郁症的迹象。伦敦的股票交易员也是如此，他们大都表现出心理倦怠的症状。但他们都忽略了自己的这些症状。社会对他们的要求不允许他们四处寻找优秀的心理治疗师，也不允许他们花时间尝试心理治疗。于是，他们只能跟自己的家人或同事倾诉自己的问题。但在他人眼里，这类疾病往往是个人软弱的表现。因此，他们只能默默忍受，直至崩溃。

在虚拟教练的世界里，这一切都可能改变。用虚拟教练进行治疗的门槛非常低，患者无须提供自己的姓名就可以在最适合自己的时间和地点得到虚拟教练的建议，并且它的治疗费用比传统疗法要低得多，更不用说总费用了。

典型案例：Propeller Health

Propeller Health重点关注哮喘和其他慢性肺病，致力于帮助患者更好地掌握和管理病情。公司通过普通邮件向患者提供一个传感器，患者收到后将其连接上自己的吸入器和Propeller Health App。这样，Propeller Health就可以测量吸入剂的用量，定期检查患者的健康状态，逐渐理解每个患者的疾病模式，并能提醒患者按时服药，向患者推送空气质量信息等。

有需要的话，在孩子使用吸入器时，父母还能收到短信，这能帮助他们继续参与孩子的治疗。Propeller Health还有一个虚拟教练功能，它要求家长拍摄孩子使用吸入器的视频，并分享给虚拟教练。掌握了患者及其父母的情况后，虚拟教练会用预设好的标准列表来检查患者有没有正确使用吸入器。如果虚拟教练发现错误，就会使用聊天机器人联系患者，并给他们一些建议。与其他类似的App一样，Propeller Health的Max版本专注于提高患者理解和处理自己病情的能力，这对儿童患者来说也是非常重要的。虚拟教练会在几天的时间里以简单易懂的语言和适合儿童的方式向他们讲解哮喘的基础知识。

现在，市面上也出现了针对心血管疾病患者的虚拟教练，例如Hello Heart和Sanitas Coach这两款App。Sanitas Coach是由瑞士健康保险公司Sanitas推出的一款App，它能为心血管疾病患者提供日常帮助。这款App中嵌入了两个聊天机器人，分别叫作蒂姆和安娜。它们通过与患者互动聊天鼓励用户定期测量血压和脉搏，记录测量值，并鼓励他们通过加强锻炼、放松身心、提高营养来改善身体状态。患者还会收到推送通知，提醒他们定期服药。

典型案例：Kaia Health

总部位于纽约的创业公司Kaia Health推出了一款与真人私人教练非常相似的虚拟理疗师。它以治疗背痛的最优标准为模型架构，并遵循国家护理准则。公司推崇多元化治疗理念，它所推出的App不仅能帮助患者进行背部锻炼，还能向患者提供有关背痛原因的信息。而且，它还能够基于正念训练和疼痛研究方面的最新发现帮助患者使用温和的方法来应对慢性疼痛。与其他虚拟教练一样，Kaia Health虚拟教练也能在必要时迅速联络真人教练，由其直接回答比较复杂的问题，并进一步鼓励患者。

Kaia Health的Motion Coach技术进一步升级，它不仅能像其他健身App一样向用户展示健身动作，还能统计用户的动作重复次数，并纠正用户动作。为实现这一功能，用户必须放置好智能手机，确保它能拍摄下自己的锻炼过程。系统会实时分析这些数据，评估训练过程，并给出反馈。这在技术上是非常具有挑战性的，因为智能手机必须分析出用户选择了哪种锻炼动作，动作完成得是否规范等。

这些App的优势在于它们能够访问数十个智能手机传感器，如运动传感器、动作追踪传感器，摄像头等。它们能提供性价比高的聊天服务功能——成熟的App都具备强大的通信功能，此外，它们也融入了游戏元素和人工现实技术。

典型案例： Magic Leap

Magic Leap也是一个非常好的例子。戴上Magic Leap虚拟现实眼镜，在房间里坐上几分钟后，你就会逐渐习惯这款眼镜，你可以看到几十只粉红色的水母成群地游过房间，它们遇到墙壁后就会改变方向，接着消失在椅子后面，然后再次出现。你可以看到小玩具骑士在地上战斗，欣赏小草在蜜蜂的嗡嗡声中慢慢生长。你还可以看到一些虚拟植物，它们与真实的植物几乎一模一样。如果你触碰其中的一株，它就会生出花朵，并闪闪发光。人类的大脑把光和温暖联系在一起，此时你会感受到温暖。当配戴眼镜的男人看到一个迷人的虚拟女性靠近他时，他会觉得场景非常真实，他甚至会很自然地朝她微笑、招手，就像所有的镜像神经元同时被激活一样。

到目前为止，优秀的虚拟现实应用程序逐渐显露出自身潜力。Magic Leap和这一领域的其他公司都在密切关注医疗保健市场，并测试他们开发的首批虚拟治疗师。

典型案例：Akili Interactive Labs

现在我们把目光投向游戏式数字疗法。Akili Interactive Labs正致力于建立一个平台，开发以创意性的动作类视频游戏为形式的数字疗法。他们设计的游戏既非常有趣，令人爱不释手，又能满足医学目的。Akili Interactive Labs最令人印象深刻的项目是AKL-T01，它能用来治疗注意力缺陷障碍和多动症。患有注意力缺陷障碍的儿童在进入这款游戏后，会穿过一个虚拟的冬季仙境或者一段熔岩流，完成特定的任务，并获得奖励。

AKL-T01所有必要的临床试验已经完成，可能很快就会成为一种受医学界认可的数字疗法。目前这款产品正在接受美国食品药品监督管理局的认证审核。如果该申请得到批准，AKL-T01将与其他获批的治疗方法具有相同的地位，任何医生将能像开具药物一样，开具这款疗法。除了AKL-T01外，Akili Interactive Labs

正在开发适用于自闭症、抑郁症和多发性硬化症的数字疗法。

目前还缺少确凿的证据来证明虚拟现实是一种有效的治疗工具。2017年，大量研究调查了虚拟现实在治疗疼痛、进食障碍、焦虑症和其他心理疾病等方面的有效性。这些研究至少表明，患者对这类运用虚拟现实技术实施干预措施的认可程度非常高，临床研究也证明了它的有效性。但调查也表明，单个研究的范围和质量具有很高的异质性，需要进一步进行大规模的临床研究才能得出最终的结论[3,4]。

洛杉矶市赛达斯-西奈医疗中心（Cedars-Sinai Medical Center）卫生服务研究部主任布伦南·施皮格尔（Brennan Spiegel）和他的团队利用多种虚拟现实应用程序，为患者营造了各种各样病房外的环境。它们可以让患者体验冰岛上空的虚拟飞行，与顽皮的海豚一起潜水，或者坐在太阳马戏团（Cirque du Soleil）的前排座位享受精彩的表演。结果，患者通过虚拟现实在疼痛治疗中取得了良好的效果，短期疼痛减少了50%，长期疼痛减少了25%[5]。虚拟现实还能够帮助不同种族社区和宗教社区的成员。一些社区内有非常特殊的饮食文化，人们在这种文化的影响下摄入了过多的盐，因此许多人患有高血压。在虚拟现实的帮助下，患者可以观看到不同食物中的盐分含量，还可以观看到盐在人体内的代谢过程，从而理解盐对人体的影响。这种利用虚拟现实来帮助人们矫正行为的应用案例不胜枚举[5]。

典型案例：Mindmaze

位于瑞士洛桑的创业公司Mindmaze希望利用虚拟现实为中风患者提供比传统方法更快的疗法。为此，公司开发了Mindmotion，它能营造出三维虚拟环境，帮助患者使用虚拟化身进行锻炼，从而补充康复措施的不足。患者中风后，某些类型的症状是永久性的，而另一些则是可以逆转的，但需要患者付出巨大的努力。患者开始康复治疗后，往往很快就会感到灰心丧气，因为他们会觉得没有任何进展。而Mindmotion的摄像机系统可以捕捉到哪怕是最微小的进展，并通过虚拟化身展示出来。这能增强患者的信心，激励他们继续坚持下去，日复一日地努力康复，重新获得对自己身体的控制权。

虚拟化身还可以制造虚拟镜像错觉来帮助患者康复。它的工作原理是这样的：一个左臂瘫痪的患者只能移动他的右臂，但通过Mindmotion，患者在电脑屏幕上可以看到镜像的虚拟化身在用他的左臂做同样的动作。于是患者会产生错觉，感觉到自己瘫痪的手臂又在动了。这会激活并训练患者大脑的相应区域，从而加速康复过程。

我们可以发现，虚拟教练的真正价值在于它的激励能力。下面这些患者的陈述就说明了一切：

我能感觉到我的大脑在被激活。我从来没用过电脑，我喜欢这个东西！

我妈妈使用Mindmotion时，会变得神采奕奕，我能看到她眼里闪烁的光芒。

进行这些康复锻炼时，我都忘记了自己是在医院里。[6]

Mindmotion的即时可用性和相对较低的成本，也使其成为一种有吸引力的替代治疗形式。至少在这个领域，基于虚拟现实的虚拟教练可能会成为新的治疗标准。上面的例子表明，虚拟教练的形式非常多样。它虽然目前仍处于发展的早期阶段，但值得注意的是，它在改变行为习惯方面的作用和较低的价格会使它快速发展。

大多数虚拟教练的供应商都是从某一个方面开始做起的。他们一开始只开发针对某一种疾病的虚拟教练，比如2型糖尿病。但由于这类糖尿病患者通常伴有高血压、肥胖和抑郁症，因此许多公司都在扩大虚拟教练的覆盖面，希望建立起一个以患者为中心的平台，帮助患者应对最常见的疾病类型。因此，在某种程度上，许多虚拟教练都有相同的内容模块：与食物、锻炼、健康知识和正念练习相关的行为习惯矫正。

数字处方疗法

数字疗法可能看起来不错，但它真的有效吗？很多人和机构相信某个东西，并不意味着它真的管用，或者进而相信它能实现人们预期的效果。苹果商店和谷歌商店里有成千上万个与医疗相关的App，这些App会不会是毫无用处的"万灵油"？统计数据能否证明它的功效，即聊天机器人或虚拟化身是否真的能与一个真人教练相提并论，实现可衡量的、同等水平的效果？

对这个问题感兴趣的不仅有坚信只有人类才能提供更优秀治疗方法的人，或者总是以怀疑眼光看待创新的人，还有那些努力普及自己的知识和服务以使更多人受益的医生和医院。医疗保险公司和监管机构对这一问题尤其感兴趣，因为他们的业务模式越来越难以承受非传染性疾病带来的巨大压力。那么，从长远来看，数字疗法能否以更低的成本提供类似或更好的服务呢？它是否是医疗资源大众化的坚实基础？它是未来医疗保健系统的坚固基础还是绊脚石？

这是一个比较新的命题，因此，这一领域目前只有为数不多的几项结论性研究证据。多项原始研究仅仅使我们了解了这方面的大致情况，并没有给出令人满意的结论，只有一个似乎一致的发现：数字干预疗法至少没有表现出任何负面的医学后果，而且它们可以取得与物理干预措施类似的结果。另外，每一项以患者依从性为研究对象的研究，均证明了数字疗法的有效性[7-13]。

一旦人们发现某一领域的某项新技术蕴含着巨大的经济潜力，这一领域的创新数量和创新速度就会快速增长。数字医疗领域也不例外。获医学认证的数字处方疗法已经出现，未来已经到来。总部位于波士顿的Pear Therapeutics就是一个典型的例子。

典型案例：Pear Therapeutics

Pear Therapeutics公司与美国新罕布什尔州达特茅斯学院的研究人员合作，开发了一个名为reSET的、为期90天的数字治疗项目，帮助人们治疗对酒精和兴奋剂的依赖。成瘾者会在智能手机的引导下完成行为治疗项目。该项目有两个目标，一个是帮助用户控制酒精和药物滥用问题，另一个是继续进行患者在住院之前就已经开始的康复计划。

苹果商店和谷歌商店每天都会有200多款新健康App上线，而Pear Therapeutics与这些App的开发者有着显著的不同。2018年9月，reSET得到了美国食品药品监督管理局认证，这意味着它已被美国政府正式确定为一种有效的治疗方法。美国食品药品监督管理局的认证不仅代表着它对Pear Therapeutics的认可，也代表着它对整个数字疗法市场的认可。这种数字疗法必须达到与传统药物治疗相同的标准，才能通过认证。Pear Therapeutics的软件经过了20多次临床测试，受试者超过3000名。现在，医生可以开具reSET数字处方疗法，费用可由健康保险赔付。换句话说，这种疗法绝不是毫无效果的"万灵油"。

2018年12月，Pear Therapeutics的第二种数字治疗方法获得美国食品药品监督管理局批准。这款疗法针对的是阿片类药物的成瘾问题。这一问题严重困扰着美国社会，平均每天造成118人死亡。与reSET一样，这款数字处方也是由Pear Therapeutics与其商业伙伴——诺华制药公司（Novartis）旗下山德士公司（Sandoz）共同合作销售。目前，Pear Therapeutics还在积极开发用于治疗失眠、抑郁、精神分裂、癫痫、疼痛和偏头痛等疾病的其他疗法[14]。

众多供应商都在紧跟潮流，努力开发循证式数字疗法，并希望这些疗法能获得美国食品药品监督管理局批准，成为处方疗法。比如，Akili Interactive Labs开发的一种用于治疗注意力缺陷障碍和多动症的视频游戏，Proteus Digital Health的一款用于监测患者依从性的产品，Voluntis的一款糖尿病数字疗法，也都获得了美国食品药品监督管理局的批准。

美国食品药品监督管理局已经为未来奠定了基础。它已经认识到，用于管理硬件的传统思维已不再满足软件管理的要求。软件必须不断更新才能跟上技术发展潮流和客户期望，因此针对每次更新进行的冗长、复杂的认证过程会扼杀创新，而且与当前的软件世界不兼容。有鉴于此，美国食品药品监督管理局成立了一个名为"预认证"（Pre-Cert）的质量保证项目，并将其纳入"数字健康创新行动计划"中。顾名思义，这是一种对公司实施预先认证的一种方式。一旦完成预认证，这些公司的软件产品将进入精简的审批程序[15]。

在数字化健康领域的监管方面，欧洲仍然落后于美国。欧洲没有一整套标准的规则，因此创业公司对欧洲市场的碎片化感到不满。如果他们想要从一个国家的市场扩张到另一个国家的市场，他们不仅要面对新的语言，还要面对新的法规和一个结构完全不同的医疗保健市场。欧盟委员会（European Commission）有领先的科技公司和协会的支持，但迄今只制定了一项欧盟行为准则，该准则定义了医疗App的数据保护原则。然而，这一准则至今未获得通过[16]。目前在欧洲，医疗App的审批是一个耗时的过程，需要遵循与医疗设备审批相同的规则和程序[15]。在数字医疗保健领域，2019年，德国先于欧盟通过了《数字医疗法案》（*Digital-Versorgung-Gesetz*）。该法案简化了医疗App的审批程序。未来，这类App甚至可以在其功效得到证实之前，就纳入德国国家医疗保险提供者的赔付范围内，并拥有一年的保护期。这意味着开发者有一年的时间来证实其App的临床疗效。这项德国法案加快了审批进程，促进了数字医疗领域的创新，深受创业公司欢迎。

典型案例：Evidation Health

在过去的10年里，全世界医疗保健领域涌现出不计其数的、深耕医疗数字化的公司。据估计，在这一领域，目前已经有超过10万款App上线。对于许多公司来说，最大的挑战在于如何证明其数字产品的功效。许多公司来自消费品行业，因此，他们事前没有意识到临床概念验证的重要性。而临床概念验证是医疗保健行业的标准。此外，医疗保健行业的许多参与者秉持着谨慎、保守的观念，他们深信医疗新产品必须有大量的经验证据加以支撑才能被认可。

因此，为了测试医疗App的有效性，开发者迫切需要外界的帮助。而这就是Evidation Health的意义所在。该公司能为医疗保健行业的其他公司提供支持，帮助其设计和实施必要的测试。这类测试可能非常复杂，既包括针对少量患者的72小时干预治疗的测试，也有持续一年的分析性测试，比如为了比较一款新医疗App和传统药物使用的效果，可能需要进行为期一年的分析性研究。

许多公司老板在了解到测试的成本和时间长度后都会感到惊讶。总部位于加利福尼亚州的创业公司Omada Health就是一个例子。该公司开展了一个为期16周的项目，目的是改变患有非传染性疾病（如高血压、糖尿病）的员工的饮食习惯。公司原计划在App开发完成后立即发布。但后来发现，他们需要跨度长达一年的数据来证明这款数字产品的有效性。这一系列的测试可能会很快消耗公司数百万美元，但这类测试是必不可少的，因为它事关人们的健康。

提高患者依从性的虚拟教练

患者的依从性是治疗非传染性疾病的关键。但是，许多患者会有意无意地忽略这个问题，时常忘记吃药或者锻炼。这绝不是控制慢性疾病的做法。

首先要解释一下"依从性"这个术语。依从性刻画了患者在治疗疾病过程中的服从程度，反映了医生或治疗师开具的治疗方案与患者实际行动之间的差异。比如，患者是否认可并实施治疗方案？是否按时按量服药？是否正确使用吸入器等医疗设备？是否坚持医生推荐的饮食习惯？是否在按照要求调整自己的生活方式？

良好的依从性是指患者始终如一地遵循医生提出的治疗方案。根据世界卫生组织的数据，平均只有50%的患者能达到良好依从性的标准。在很多非传染性疾病的治疗过程中，只有大约一半的患者在开始治疗一年后，仍坚持执行治疗方案；超过50%的处方药物并没有按照处方规定的方式服用，或者根本就没有被患者服用[17]。依从性差会使患者的健康状况得不到控制，进而给患者带来痛苦。由于有些药物不及时服用就不能再服用了，因此，依从性差还会造成浪费。另外，依从性差还会导致不必要的住院、门诊和急诊治疗。

依从性差的原因有很多。我们根据世界卫生组织的数据列出了以下一长串影响依从性的因素（排名不分先后）：不识字；教育水平低；失业；缺乏支持自己的社交关系；生活条件不稳定；距离医疗机构较远；就医的交通成本高；药费高昂；对这种疾病及其疗法有落后的文化观念；年龄较高；与护理人员的关系不融洽；药品的销售渠道窄、可及性差；护理人员在处理非传染性疾病方面缺乏知识和经验；工作过度繁忙；医药机构办公时间短；缺乏参与自助小组和自我管理的能力；症状严重；身体、心理、社交或职业方面有缺陷；疾病的性质和病程以及有效治疗的可及性；给药方案复杂；治疗持续时间长；治疗的见效速度慢；不良反应；有过治疗失败的经历；患者的资源、知识、态度、信念、观念和期望；健忘；情绪压力；担心副作用，缺乏积极性；在处理副作用方面缺乏知识和技能；对治疗持悲观态度；不承认患有这种疾病；担心药物成瘾；不理解治疗方案；与医疗系统从业者相处得不愉快；对患有这种疾病感到羞耻[17]。

如此长的清单说明了这一问题的复杂性。同时表明，依从性差不全是患者懒惰或者某一方有意造成的。抑郁、阿尔茨海默病或药物成瘾等本身会对依从性有额外的负面影响。因此，整个医疗保健行业都在努力寻找平价的、可扩展的辅助方法，以解决慢性病治疗期间和临床试验期间患者依从性低的问题。

虚拟教练有助于解决这样的问题。而最引人注目的方法当数Proteus数字医疗公司设计的解决方案。这家位于加利福尼亚州雷德伍德市的公司开发出了一种可以吞服的"数字药丸"。

58岁的戴维是Proteus公司的客户之一。他患上2型糖尿病已经超过10年了。由于喜欢美食，又不太喜欢运动，他身体超重20千克，胆固醇水平也相当高。而且他的血压很高，因此他每天需要在不同时间服用不同的药物。于是他经常忘记自己到底在什么时候吃了什么药。

这类情况对医疗保健行业造成了严重影响。美国国立卫生研究院资助的一项研究揭示了患者不遵医嘱的经济后果。仅在美国，因患者不按时按量服药甚至不服药而造成的后续治疗费用高达5000亿美元[18]。Proteus就希望通过他们的产品减轻医疗体系的这种负担。

典型案例：Proteus数字医疗公司

Proteus数字医疗公司从2001年便开始开发一款新型药丸，它可以准确判断出戴维是否遵从医嘱按时按量地服用药物。这种药丸的核心部件是Proteus公司研发出来的一种沙粒大小的可消化传感器，并且已经通过了美国食品药品监督管理局认证。这种传感器实际上是一种由硅元素制成的微芯片。它的外面包裹上一层人类饮食中常见的矿物质，然后被添加到实际的药物中。一旦它到达胃部，就会向安装在戴维躯干上的一个特殊贴片发送信息。这个贴片会将接收到的信息转发到他的智能手机和Proteus公司的云端上。而他的医生和护理团队可以通过云端访问、调取这些信息。贴片不仅可以记录所有含有传感器的药物的吸收情况，还能记录患者的活动和休息时间。换言之，Proteus公司开发出了迄今为止最激进的一类数字药丸。每一枚这样的药丸都是物理世界和虚拟世界的混合体。

自2016年以来，这款数字药丸已经有了一些实际应用，主要用来监测慢性病患者的药物摄入量，特别是像戴维这样的糖尿病和高血压患者。以往，如果患者觉得药物没有起作用，就会自行停止服药，而医生却会以为患者仍在遵从医嘱。这可能会导致后续治疗极其昂贵。巴顿健康（Barton Health）首席执行官兼总裁柯林特·珀弗安斯（Clint Purvance）就持这种观点，这家医院是首家使用数字药丸的医院。

这种数字药丸特别适用于治疗高危患者，如吸毒成瘾者或智力受损者。它还能显著提高药物疗效分析的准确性。许多研究证明它能确定患者是否按照医嘱服用了药物，以及患者遵从医嘱的程度。这种数字药丸可以帮助患者记住他们的药物，并按时服用。由于这些数字药丸能确定患者是否服药，因此，通过它得到的数据要比很多提醒人们服药的App可靠得多。患者依从性的变化可以反映出这种差异——数字药丸能将这一指标从60%以下提高到90%[19]。患者的数据、用药信息和实际服药数据会不断被纳入数据库中，使人们能够更好地理解药物的作用机制。

此外，收集起来的数据，在经过患者允许后，可在云端共享，这有助于医生提供更好的医疗服务。数字药丸还有助于验证治疗是否成功，这是医生薪酬的一个重要衡量标准，也是制药企业和保险公司之间的价值导向型合同的一个重要衡量标准。因此，越来越多的制药公司正在与Proteus合作，将这种微型传感器包含到他们的药片和胶囊中，来治疗心理疾病、代谢疾病、肿瘤、心血管疾病和传染性疾病。

Proteus开发的数字药丸帮助戴维设计出了一个更合理的用药方案。公司的创始人之一安德鲁·汤普森（Andrew Thompson）指出，患者没有必要一直使用这种神奇的微型传感器。大多数患者会使用Proteus的药丸进行三到四个月的治疗，然后再尝试在没有这种药丸的情况下进行治疗[20]。

在数字医疗领域，长期提高依从性的方法并不只有使用数字药丸。所有优秀数字疗法都可以帮助患者提高依从性。而且人们可以综合采用各种类型的手段来提高这一指标。比如，人们可以利用短信、App的内部消息和电话来提醒自己服药。当然，这些通知的频率、时间和沟通方式有待进一步优化和个性化，很多问题有待进一步解决。比如，聊天机器人应该如何与患者交谈？是像好朋友那样风趣幽默，还是像专家那样不苟言笑？它应该每天与患者交流几次？一次还是八次，还是只在遇到重要问题时才与患者交流？聊天机器人是否应该迁就患者，了解他们的喜好，迎合他们的喜好?

优秀的虚拟教练会定期提醒客户遵从治疗方案，并记录下他们的行动，包括拍摄用户每日步行的照片或者符合饮食方案的午餐照片；在哮喘患儿使用吸入器时拍下一段视频；要求患者完成一段训练，如在智能手机的引导下进行呼吸训练；提醒患者测量生命体征，如血压等；提醒患者服药，如"请您每天晚上从红色配药器的3号孔中取出药物，并按时服下"；提醒患者回答问题，如"请用1~10分来评价您今天早上的疼痛等级"。

所有这些数据都可以按照时间顺序记录下来，并发送给患者。这些数据不仅可以提供给患者，而且可以在患者同意的情况下，发送给人类医生，以便他们能够定期检查数据，并以此为参考实施治疗、干预。一旦患者的依从性下降，或者生命体征异常，医生会立刻得到通知。这样，医生就可以尽早联系到患者。然而，患者、虚拟教练和人类医生之间要实现这种合作，就必须无缝衔接起来。只有当与患者健康相关的信息以易于应用的形式呈现出来，并与医生的计算机系统兼容时，医生才能充分利用不断增长的数据洪流。事实证明，能够充分协调和利用人类才智和数字技术的治疗措施，才是真正有效的。

第7章 ◀
个人健康数据和数据安全

本章的主要论点有：

● 来自临床实践的数据，即"真实世界数据"（RWD），是临床试验数据的重要补充。生活方式数据和日常观察数据变得越来越重要，这些数据是医学进步的基础。

● 质量可控的、机器可读的综合性健康数据可以用来改善每个人的健康状况和整个医疗保健系统。这些数据与有效的数字基础设施一起，日渐成为医疗保健公司的竞争优势。

● 我们处理健康数据的方式影响着医疗保健系统的质量和成本。

● 健康数据在研究中的运用正成为创新的推动力，同时也受到越来越严格的规则和规章的限制。以人工智能为基础的工具正成长为21世纪医疗保健行业的"听诊器"。

● 数字素养现在日益成为健康素养的先决条件。

● 无论是健康的个人还是患者，都对高质量的、综合性的、"干净"的健康数据非常感兴趣。只要自身隐私得到保护，他们不介意分享个人数据。

● 只有积极保护患者的隐私，公司才能吸引人们购买产品或服务。患者只愿意与值得信赖的品牌合作。

● 对所有数据进行加密正成为数据共享的新标准和先决条件。

本书所提到的企业和机构都有一个共同特点：它们都要收集和分析与个人健康相关的数据。谁拥有这些数据，谁就能生产医学新知识。随机双盲试验（将患者随机分配到某个组的试验方法）是公认的判断医学新知识产生与否的黄金标准，也是决定新药和新疗法能否获批的黄金标准。但即使这类试验认可了某个"医学成果"，而且目前也没有其他的可替代方案，也并不表明这个成果不存在任何问题。这是因为，这类试验的研究周期通常不会太长，很难追踪新药和新疗法的长期影响和副作用。试验的参与者大都是预先选定好的，与后续临床实践中的普通患者有着很大的不同。当涉及罕见疾病时，临床试验难以实际展开，因为研究者很难找到足够数量的这类患者，而且这类临床试验很难检测出只有在研究完成后才会出现的反应。准备和完成临床试验不仅耗时，而且非常昂贵[1]。而且，临床研究的速度跟不上活性成分的研发速度，跟不上传染性疾病的流行速度，同时也跟不上专业知识的增长速度。临床试验还会面临道德困境：临床试验必须要有对照组，而对照组的患者可能会接受质量较低的治疗，甚至需要服用没有效果的安慰剂。

观察数据则与临床试验形成鲜明的对比，正如"观察"二字的字面含义一样，观察数据纯粹是基于对临床实践的观察。这样的数据正源源不断地产生，当然，这也带来了一个问题：这些数据没有完全得到系统性的采集。在20世纪80年代末，新西兰用观察数据来降低婴儿的猝死综合征风险，但伦理因素不允许研究者针对这一病症进行临床对照研究。所以医生往往参考他们以前的临床实践和传统的治疗方法，这导致他们反复将决策建立在不完整和充满错误的"数据集"上。很多情况下，等待质量更好的数据出现，对许多患者来说不是一个选择，因为等待意味着什么也不做。因此，我们需要努力获取足够可靠且有效的真实世界数据，以证明干预措施的合理性[1]。这就要求我们必须以数字化的方式持续收集医疗部门内部不断生成的真实世界数据，并确保数据采集的系统性和可靠性。只有这样，我们才能利用最好的科学方法，客观而又快速地分析产生的海量数据。当然，来自临床试验的数据未来仍能够发挥重要作用。

健康数据是一项重要资产

健康数据的产生环境很多，它既可以在患者就医和住院中产生，也可以在患者与医保公司和药房的互动中产生，既可以在患者用App持续监测自己的健康状况中产生，也可以在实验室进行血液检测、基因组或微生物组测序时产生，还可以在患者参与临床试验中产生，或者由患者的智能家居、智能疗养院生成。数据的来源和它们在医疗保健行业中的应用和作用一样广泛。那么，健康数据的采集和分析是如何发展起来的呢？我们接下来进行一个简要的介绍。

健康数据管理发展简史

医学的发展与医疗记录管理的发展是并行不悖的。这是因为，一直以来，患者的信息和药物、治疗方法同等重要。最早的病历可以追溯到公元前1600年的古埃及时期，当时的病历记录在纸草卷轴上。通过这些文献，我们可以了解近4000年前各种常规的医疗实践，包括外科手术、牙病治疗等。这些医疗实践也总会涉及巫术、占星术和天文学的一些知识[2,3]。

医疗记录一直是医学进步的助推力。西方现代医学之父——希波克拉底出生于公元前460年左右。就像他的前辈们一样，他可能是在希腊科斯岛上一座供奉着医神阿斯克勒庇俄斯的神庙中学习到了基本的医学知识。这座神庙存有很多医学文献和医疗记录，还有一所附属疗养院。这些信息的形式非常简单，但它们的目的与今天并无二致，都是为了提高疗效，促进医学进步，为后世保存和传承知识，以及方便账单管理等[2,3]。

然而，直到几千年后，人们才开始以标准化的方式收集患者的数据。西方世界公认的第一个病历管理人员是麻省总医院（Massachusetts General Hospital）的格雷丝·怀廷·迈尔斯（Grace Whiting Myers）。1900年左右，迈尔斯接到了一项任务，要求她收集医疗和手术方面的统计数据。于是，她开始从医院各处的壁橱、阁楼和保险库中收集行政记录和病历。最后，她收集了医院自1821年开业以来的所有记录，并将其集中存放在一个场所中。为了能理解病历卡上的内容，她还学习了拉丁语和希腊语。后来，她还和邻近医院的同事一起对信息进行了分类。不久，北美病历图书馆员协会成立，这标志着基于数据的医疗保健行业迈出了第一步，不过当时的数据几乎都存储在纸质介质上。[4]

直到1960年，第一个数字信息系统才开始在医疗保健行业中得到应用。当时的计算机体积庞大且价格昂贵，因此系统的应用范围非常有限，主要用于账务管理。到了20世纪70年代，计算机的体积逐渐缩小，价格也变得更加便宜。于是，人们开发出第一个以医院药房、实验室和患者管理为核心的信息系统。但当时的人们还没有为跨部门的数据交换做好准备，因此这些系统成了一个又一个的数据孤岛。[3]

后来，医疗保险公司迫切需要建立起以诊断为基础的医疗报销机制。于是，在20世纪80年代，少数部门间兼容的选择性医疗信息系统开始出现。但是数据孤岛现象依旧存在。20世纪90年代，内联网开始兴起。与此同时，第一个全医院范围的患者列表，即"患者主索引"问世。借助它，人们可以将各部门的系统连接起来，从而建立至少覆盖医院各部门的信息系统，并能确保在整个医院内部对患者进行无缝的护理。[3]

随着互联网的出现，我们获得了将这种信息交换扩展到医院外各方的技术能力。自21世纪初以来，在发达国家和越来越多的发展中国家，每一位医生、药剂师、实验人员、自然疗养师、心理治疗师、物理治疗师和大多数患者都能使用互联网。新的基于云计算的信息系统能够连接整个患者生态系统，并共享各种数据和知识，从而使患者和整个社会都能从中受益——至少理论上是这样的。

回顾历史，我们发现患者数据数字化的最大驱动因素一直是管理、记账和报销。虽然这些工作也需要临床相关数据，但它只是一个副产品。不幸的是，这也反映在患者数据的质量上。尽管互联网使信息系统的联网成为可能，也尽管在过去的几十年里，越来越多的医疗检验方法已经实现数字化，特别是成像数据（如超声成像、X射线成像和核磁共振成像数据），但在许多国家，大多数与医疗相关的数据仍然像近一个世纪前一样，储存在独立的信息系统中。这类数据缺乏一致的可靠性、兼容性和机器可读性。许多现代病历数据源以及患者自行生成的，或从组学实验室购买的测量数据也都是这种情况（我们将在后文进一步解释"组学"这一术语，它指的是基因组学、表观基因组学、微生物组学、蛋白质组学和转录组学等生物学领域）。

一些国家和公司早在很多年前就认识到健康数据的重要性，于是开始收集和整理这些数据，并对它们进行标准化。每个患者的数百万个数据点大致可以分为三类：传统病历数据、组学数据和自我监测数据。

通常，我们可以把数据总体比作一个洋葱。一个洋葱从里到外由不同的层次构成，可以用来形象地说明健康数据的结构。接下来，我们将介绍健康数据的三个层次。

健康数据的核心部分是电子病历

存储在传统病历中的数据是健康数据"洋葱"的核心。它包含描述患者与医疗保健提供者（如医生、医院、药剂师和保险公司）之间任何联系的所有信息。病历中的数据首先从患者和医生的身份信息开始，如年龄、性别、语言、职业和居住地等信息，还有过敏等风险因素，以及是否吸烟或饮酒等与健康有关的生活方式的信息。它还包括按照时间顺序和疾病发作顺序排列好的就医和就诊数据，如就诊记录，会诊记录，血液、尿液、粪便和组织化验结果，影像（如X射线影像），检查结果，诊断记录，疫苗接种数据，治疗方案，手术记录，医生的建议、处方等。最后，病历还包括治疗结果、费用和其他与账单相关的数据。患者生前遗嘱和器官捐献等知情同意信息也存储在这个数据列表中。

这个复杂的数据列表反映出传统病历在数字化过程会遇到巨大的挑战，这些病历经过数字化后便形成了数据类型极其多样的海量数据。很多病历只记录在纸质介质上，或者存放在孤立的电子系统中。它们是由不同的参与方创建的，大多数参与方对共享数据不太感兴趣，更不情愿将这些数据转化成机器可读的格式并加以共享。

目前，医疗保健行业有一个亟须解决的问题：世界上还不存在一种易于管理且完全兼容的电子病历。这意味着医生可能永远不会知道患者的全部信息。一般来说，他们只知道自己诊断出的病症。为了解决这一问题，2005年，艾伦·王（Alan Wong）、马修·道格拉斯（Matthew Douglass）和瑞安·霍华德（Ryan Howard）创立了Practice Fusion公司。医生可以使用这家公司开发的软件输入和更新患者的所有医学相关数据，使用各种方式评估数据，并针对结果绘制图表。

通过这种方式收集的数据有两个作用：便于从业人员研究新药物和创新疗法，以及简化和加快治疗过程。例如，如果患者在某家医院的要求下进行了多次检查，那么医生就可以随时随地查阅这家医院的相关数据。这就消除了医疗部门之间的信息隔阂，患者也无须将病历材料从一个部门带到另一个部门。另外，患者可以访问自己的电子病历，从而通过诊室和医院跟踪自己的治疗过程。

2017年，苹果公司将斯坦福大学著名医学教授和数字健康领域专家桑布尔·德赛（Sumbul Desai）招入团队，此后德赛一直负责苹果公司的健康业务。苹果公司最新的医疗创新叫作"健康记录"，这款综合电子病历于2018年在美国市场发布，是苹果公司与120多家医院的合作成果。医院和诊所可以将疫苗接种记录、X射线检查结果、血液测试结果、手术报告和其他数据直接输入苹果手机的App中，各种信息一目了然，患者可以轻松访问这些数据。有了这些数据，患者无须进行不必要的后续检查，从而节省了资源。许多知名的医院，如西奈山医院、杜克大学医院以及美国多家军队医院，都已经开始使用苹果公司的健康记录应用。

早在2016年，苹果公司首席执行官蒂姆·库克就曾表示，与医疗保健市场相比，智能手机市场显得微不足道。在这个iPhone市场日益疲软的时代，苹果公司希望能够推出新的医学创新。那么，新的医学创新会是什么样子呢？2018年，苹果公司为员工开设了属于自己的医疗中心，该中心全面实施预防性医学理念。业界人士猜测，苹果公司这些面向员工的举措有可能是其开拓全美医疗市场的初步尝试。

组学数据

位于健康数据"洋葱"第二层的是组学数据。医学上最常用的组学数据来自基因组学数据，即与人类基因组或DNA有关的数据。人类基因组由DNA分子组成，每个DNA分子约包含30亿个碱基对。人类DNA分子链展开后，长度可达2米。尽管如此，人类DNA分子实际上非常微小，它位于人体细胞的细胞核中，而细胞核只有5～16微米大小，这样相当于人类头发丝直径的1/7。成年人体内共包含约370000亿个这样的细胞，平均每秒就有约5000万个细胞死亡，同时大约有相同数量的细胞产生出来。这些数字也反映出人类基因组数据的庞大。

人体细胞核中的DNA分子链组成了46条染色体，其中23条来自母系的卵细胞，23条来自父系的精细胞。DNA链中决定生命体特定特点的片段叫作基因。目前已知的人类基因共有2万多个。单个基因所包含的碱基对数量在100～100万之间，所有基因的碱基对总量只占DNA链的不到2%。

在人体受精过程中，精细胞和卵细胞融合，并立即开始分裂。在受精卵第三次细胞分裂前，所有的子细胞都是相同的，并有可能发育成任何器官、组织。之后，这些拥有相同遗传信息（以DNA分子形式保存在细胞核中）的子细胞以不同的方式开始发育。这样，子细胞开始分化，这一过程也叫作表观遗传固定。第一批子细胞的后代细胞会根据它们未来的功能特征，一步步发育。然后，子细胞功能逐渐特化，演变成人体内200种不同类型的体细胞，如肌肉细胞、神经细胞、皮肤细胞、骨骼细胞、肠道细胞或肝细胞。并不是所有的遗传蓝图都能实现，因此，有些基因并没有发挥作用。虽然人体基因组描绘了人类的遗传蓝图，但立足于基因组元层面的表观基因组学，研究的是遗传信息在所有细胞上的精准表达。

人体内不仅有人体细胞，还寄生着10倍于人体细胞的细菌细胞或细菌结构，如真菌。这些微生物绝大多数对人体有益，甚至能起到至关重要的作用。它们的总和叫作微生物组，这一领域的研究就叫作微生物组学（见第4章）。这些微生物占人体内所有细胞的90%以上，蕴含在这些微生物DNA分子链中的基因多达10万个，是人类基因的5倍。

基因组、表观基因组和微生物组无疑会对我们的健康和幸福产生重要影响。其他"组"，如转录组、代谢组、蛋白质组、疾病基因组和环境暴露组，也同样如此。

组学数据，如通过基因测序得到的数据，在我们与严重慢性疾病的斗争中，发挥着越来越重要的作用。它们能帮助人们研发出能作用于特定蛋白质上的靶向药物，帮助人们评估患病风险，判断特定药物能否在患者身上产生疗效。

自我监测数据

位于健康数据"洋葱"第三层的是自我监测数据。健身追踪器、智能手表、智能戒指、智能体重计甚至智能马桶都能帮助人们收集这类信息。自我监测可以让我们获取有关血压、血糖、胆固醇、尿酸、血酮、步态模式、花粉浓度、外界温度、环境噪声、空气中的细颗粒物含量等信息。随着时间的推移，这些数据形成了一道连绵不断的巨幅织锦。比如，智能设备每分钟都会测量出用户的脉搏，而以往医生看病时往往只会测量一次脉搏。这样的数据集乍一看似乎微不足道，但它们是织就巨幅数据织锦的经纬线，都蕴含着治病救人的潜力。

我们通过自我监测收集到的这些纵向数据不仅能反映自己健康状态的一个截面，还能动态展示健康状态的变化，更方便我们得出能够解释其因果关系的结论。经常收集的数据包括体温、体重、心率、步数、行走距离、所吃的食物、血糖、食物热量、睡眠持续时间和睡眠阶段、呼吸频率、用药情况和压力水平[5]。

数据量的指数级增长

西门子公司的调查表明，每一个医学图像需要大约0.5MB存储空间，而处理这种类型的图像需要额外的30MB存储空间。相比之下，数码相机拍摄的照片平均大小为4MB，每次普通X射线检查、乳房X射线检查、核磁共振检查和CT检查，分别会生成30MB、120MB、150MB和1GB数据[6]。所以医学影像数据每年会增加1/3也就不足为奇了。国际机器商业公司（IBM）估计，每个患者在整个生命周期中大约生成400GB处于健康数据"洋葱"最核心的临床数据。处于健康数据"洋葱"第二层的组学数据量至少是临床数据15倍，即6TB左右（1TB等于1024GB）。占据健康数据最大份额的是处于洋葱模型第三层的数据，即患者一生中持续进行自我监测所获取的数据。这类数据的总量可以达到惊人的1100TB，相当于总时长为63年的高清视频，或者70亿页文件的存储空间。如果将这70亿页文件打印完，并堆叠起来，会得到一个高达715千米的高塔[7-9]。

根据数据来源的不同，每年产生的健康数据每1～2年就会翻一番，比生活中任何其他领域的数据都要多。不久的将来，在中国、印度或美国等人口众多的国家，健康数据将以ZB、YB为度量单位。此外，大约80%的健康数据是非结构化数据，其存储格式多达数百种，如化验结果、图像或医疗记录。这些海量的数据既对疾病的治疗和预防起到了推动作用，又对医疗保健行业的每个参与者（如科学家、医疗保健公司和医疗政策制定者）带来了巨大的挑战[10]。

健康数据的采集、处理和分析

面对如此庞大的数据，差异化策略至关重要。"越大越好"的思维只有在某些条件下才适用于医疗保健行业。最重要的是，人们必须要从大量的数据中获得有用的信息和见解。医疗保健行业要做到这一点，比在线零售行业还困难。

医疗保健市场中的几乎所有参与者，从患者到制药公司，都在使用信息技术来轻松访问可处理的健康数据，并将这些数据转换为医学知识。

健康数据的采集

为了尽可能方便用户采集健康数据，以消费者为中心、熟悉互联网的公司采取了很多充满创意的方法。他们的目标是找到尽可能"干净"的健康数据源，并逐渐通过它们洞察数据主体的健康状况。能做到这一点的方法有很多，比如利用智能手机或可穿戴设备与传感器配对，获取用户神经系统疾病的线索；或者通过基于游戏的简单用户界面，以及"助推"策略（一种基于行为经济学的激励措施）吸引和鼓励用户输入更多健康数据。不过，苹果、PatientsLikeMe等公司则采用了更具吸引力的激励措施——向用户提供免费的服务。说是免费，但实际上，用户的钱通过其他渠道流向了这些公司，同时流向这些公司的还有他们的健康数据。

与此同时，人们正在努力建设一些大型的健康数据库。例如，临床基因组测序领域的研究人员正在建立关于不同肿瘤的特征、基因表达、某些治疗结果的数据库。另外，许多国家正在推行电子病历，方便个人跟踪自己的医疗过程和健康状况。

健康数据能够给社会和个人带来巨大福利，这一点是无可争议的。另外，健康数据已经催生了很多监管举措。比如，2017年，美国96%的医院和86%的私人诊所医生已经开始使用电子病历，患者也相信自己能够从中受益。2019年，45%的美国公民表示这些电子病历改善了他们的治疗，只有6%的人持相反观点[11]。

　　然而，在2018年，近60%的美国医生认为，维护电子病历的系统需要进行彻底改造。就在一年以前，11位美国医疗系统的首席执行官给同行们写了一封公开信，指出了当前的系统对医疗护理的负面影响。一项针对威斯康星州142名全科医生的调查表明，计算机给医生的工作环境造成了不合理的影响。在平均需要工作11.4个小时的工作日中，这些医生要花6个小时的时间在计算机前维护电子病历，其中近2.5个小时用于输入文本，2个小时用于处理刚收到的信息[11,12]。在许多医生看来，输入信息所需要付出的大量精力与收益完全没有关系。

　　解决这个问题的一种方法是使用语音识别软件。谷歌、微软、Nuance、NoteSwift和Saykara等公司已经在推广这类解决方案。Olive和Apixio公司正在开发数字办公室助理，以减轻医生的大部分行政工作。

　　另一个问题是许多医生和医疗保健专业从业人员盲目地相信计算机数据。虽然他们会批判性地审视索引卡上难以识别的手写文字，但他们却对计算机屏幕上的字符抱有极高的信任度。殊不知，这种盲信也会导致出现危及生命的错误。总的来说，专家们普遍认为，计算机系统进一步保障了患者的安全。每当计算机系统检测到不寻常的模式时，它就会发出警报，尽早指出可能存在的错误。但是，如果数据本身质量不高，警报处理者可能会产生一定程度的疲劳。我们在现实世界中都有过这样的经历。比如，在酒店响起五次假警报之后，当地消防部门可能不会对第六次警报做出反应——但这有可能会造成致命的后果。

不兼容的分布式健康数据带来的问题

在许多国家，患者数据仍然记录在纸质介质上，例如手写笔记或打印出的化验报告。当然，这些数据很容易扫描进计算机，实现数字化。在源头上实现数字化更能从根本上解决问题。不同制造商用于存储结构化健康数据（如仪器的读数）和非结构化健康数据（如手写报告和影像）的不同数据格式，给人们带来了巨大的挑战。这导致同一个医院内，有时甚至是医院的一个部门内，使用不同软件的医生很难交换患者数据，或者进行医疗设备的数据传输。其中一种解决方案是对关键数据元素的语法和语义结构建立起统一的标准。另一种方法是使用软件模块，自动地将健康数据从一个系统"翻译"到另一个系统。健康数据的分布式存储给我们带来了一项难题，而互联网为人们解决这一难题提出了许多思路，Practicefusion、Health Gorilla、Redox和LiveHealth等公司都提出了基于互联网的解决方案。

Redox：医生、医疗政策制定者、各类治疗师、健康保险公司和患者团体都一再呼吁使用电子病历。私人执业医生或者医院的医生在处理手写病历时，往往会丢失或忽视大量的患者信息，并且手写病历上的信息也得不到及时更新，尤其是人们急需的信息。

理论上，电子病历可以解决这一问题。但问题是，目前已经出现了许多类型的电子病历，它们往往彼此无法兼容。这种情况一方面阻碍了健康数据的共享，另一方面也导致了健康数据的不完整交换或者交换过程中充斥错误，为此，詹姆斯·劳埃德（James Lloyd）、卢克·邦尼（Luke Bonney）和尼科·斯基瓦斯基（Niko Skievaski）于2014年在威斯康星州麦迪逊市创建了Redox平台。所有参与患者治疗的人员和组织都可以在这个平台上输入患者的健康数据，并访问其他人输入的健康数据。

Redox平台接口的设计方式允许人们在不同的系统间相互通信。此外，Redox邀请了很多公司共同开发用于分析患者数据的软件。Redox打算利用其系统创建一个健康数据平台，提供完整的、最新的、没有冗余的健康数据，供有关各方使用。用户可以实时访问这些健康数据，以优化症状评估，改进治疗方法和用药方案或医疗干预措施。

LiveHealth：印度的LiveHealth公司采取了一种稍有不同的解决方案。与其他国家一样，印度的医疗保健支出正以惊人的速度增长，整个国家医疗体系正在走向失控。在印度，超过2/3的医疗费用是由患者自费承担的，因此，不断上涨的医疗费用令民众苦不堪言。造成这一现象的一个重要原因是印度的健康数据缺乏足够的交换，尤其是医院之间和医院各科室之间。在印度，如果一名患者从某所医院出院，几天后再到这家医院的一个分院进行检查，那么分院会将同一个患者当成不同患者来处理。

为了解决这类问题，LiveHealth公司下决心简化印度医疗保健部门的流程，特别是解决健康数据分布式存储的问题。目前，公司已经开发了一款App，帮助患者与医生、医院和健康保险提供者进行沟通。这款App不仅方便了患者，还能帮助健康保险提供者，它将所有的医疗检查数据以及最终的诊断结果和治疗方案汇集到同一平台上。这有助于防止对患者的同一症状进行重复检查和重复咨询，大大降低了健康保险公司的费用。

一旦医生决定患者需要进行血液检查、尿液检查或X射线检查，App就会接管一切。首先，它为患者注册，并为检查样本分配条形码。这样，它就可以跟踪任何给定样本的位置，并将样本分配给检查人员。然后，由测试结果生成的报告会发送给LiveHealth选择的医生，并由他们做出诊断，给出治疗方案，或者决定下一阶段的检验项目。LiveHealth的两位创始人阿比曼纽·鲍萨尔（Abhimanyu Bhosale）和穆昆德·马拉尼（Mukund Malani）强调，他们的App旨在改善医疗系统的流程，而不是取代医生。

健康数据分布式存储最难以解决的问题是，为了特定目的采集的健康数据后来用于其他目的时，往往会出现数据质量和完整性方面的冲突和不足。当需要合并不同来源的健康数据时，质量不达标可能会造成尤其严重的问题。通常情况下，专家需要花费大量的人力和财力才能保证医疗领域真实世界数据一致达到最低质量标准。能够达到最低质量标准是很多公司的核心竞争力，如肿瘤学领域的Flatiron Health公司（见第9章）。

将健康数据转化为医学知识

本书所提到的几乎所有数字医疗应用程序都需要人工智能技术的支持，其中包括利用分诊工具进行医疗咨询，基于聊天机器人的私人教练服务，筛查、诊断、辅助临床决策、文档归类、资源规划等。此外，人工智能还能帮助人们改变行为习惯、识别药物的活性成分和辅助人们开展临床测试等。

所有这些App都是从健康数据中获取知识的。因此，健康数据必须尽可能达到最好的质量，也就是说，这些健康数据必须正确、完整、人机可读、易于理解和可以验证。在很多情况下，健康数据必须包含所谓的"基本事实"。例如，仅仅将数千张黑色素瘤图像输入区分恶性和良性病例的分类算法中，是远远不够的。在算法学习的过程中，程序员还必须提供每个黑色素瘤到底是良性还是恶性的基本事实，这是算法逐渐学会区分好与坏、真与假的唯一方法。人们将知识传递给机器后，机器也就掌握了基本事实。

在这些App中，健康数据扮演着独特的角色。人工智能需要高质量的海量数据。没有数据，最好的算法就像一架脱离了钢琴家的钢琴一样无用，即使它是世界上最好的音乐厅里最漂亮的一架三角钢琴。

如今，任何一所稍有抱负的大学都在教授这些App所使用的算法，而且人们都可以通过网络访问这些算法。任何组织都可以获得必要的算法知识，就像买钢琴一样简单。但高质量的数据就不一样了，它是一种稀缺资源。

此外，许多App遵循网络经济的规律。它们表现出以下网络效应：算法的训练数据越多，它的信息价值就越高。数字工具的信息价值越高，它使用的频率就越高。工具使用得越频繁，输入的数据就越多。算法训练的数据越多，它的信息价值就越高……于是，就形成了良性循环。[7]

随着时间的推移，基于人工智能的服务会变得越来越好。当这些服务好到一定程度，确保竞争对手访问不到这些数据时，对手就会远远落在后面。这里仅举一个例子，亚马逊的巨大成功就得益于这样的网络效应。这就是为什么数字医疗市场参与者，无论是面向患者的平台，还是保险公司或者制药公司，都在努力利用这一效应为自己谋取利益。

当医生将自己的知识输入人工智能系统时，他们不是在将知识传递给另一个人。人与人之间的知识传递需要耗费大量的时间、精力、智力和人力，相比而言，将知识输入人工神经网络或规则系统中，就轻松多了。因为它们不需要请假，也从来不会遭遇什么滑雪事故，永远都不会退休。此外，只需点击一个按钮，某个人工智能系统就可以将其知识传递给其他系统。它们24小时都在运转，不会忘记任何事情，而且只要访问者输入正确的密码，就能随时随地通过互联网访问它们。

然而，需要注意的是：在不远的未来，这些系统将继续保持"单轨思维"。与人类相比，它们只能执行严格设定好的、有限的活动，它们只能作为一种工具帮助患者、医生、治疗师、护士、雇主和其他人。未来，它们将逐渐成为人们不可或缺的工具，成为21世纪医疗保健行业的"听诊器"。

数字化健康数据的激增也引起了专门从事数据处理的大型网络公司的注意，其中包括亚马逊、脸书和谷歌等公司。

谷歌：谷歌也在致力于健康数据采集和分析工作。在过去的20年里，谷歌一直专注于广告领域的大数据和人工智能，公司打算利用这一优势为医疗保健市场带来持久的变化。谷歌首席执行官桑达尔·皮查伊（Sundar Pichai）相信，在未来5到10年，大数据和人工智能将在医疗保健领域发挥优势。

目前，公司已经积极涉足医疗保健行业的多个领域。2014年，公司推出了谷歌Fit，其功能与苹果公司的活动追踪器（Activity Tracker）非常类似。它可以测量安卓手机用户的活动水平，并激励用户进行运动锻炼。从2015年开始，在美国，只要用户搜索某种疾病的信息，谷歌Fit就会在搜索结果上方显示"健康面板"功能。"健康面板"上的内容，是由谷歌和美国的梅奥医学中心（Mayo Clinic）合作开发的。谷歌希望借此向用户提供有关疾病症状和治疗方面的、经过核实的信息，并防止虚假信息的传播。

谷歌提供的另一项健康服务是"谷歌基因组"。当前DNA测序的速度越来越快，数据洪流的时代已经到来。与以往只能测试一小群患者的基因组不同，如今，只要具备强大的运算能力，计算机就可以同时分析数千人的基因组。这正是谷歌的大数据专业技术发挥作用的领域。"谷歌基因组"采用IaaS（基础设施即服务）模型，它允许付费用户（如医院、大学和其他机构）在谷歌云端中存储海量数据并使用谷歌服务器来处理这些海量数据。DNAstack公司就是"谷歌基因组"的用户。它的首席执行官表示："谷歌的BigQuery服务能让高复杂性搜索的处理时间缩短为4秒，过去这样的搜索需要10秒，甚至几分钟。"

谷歌的母公司字母表公司（Alphabet）正从多个角度涉足医疗保健行业。它将大部分与健康相关的业务交给了子公司Verily。而Verily的前身是"谷歌健康系统"。到目前为止，Verily的发展也不能算一帆风顺，它虽然与合作伙伴取得了可喜的成果，但没有成功利用"谷歌健康"建立谷歌版的电子病历系统。专家认为，这是因为谷歌提供的服务没有充分考虑患者和医生的真正需求。此外，数据隐私问题也是其中一个重要原因[13]。连谷歌的"谷歌流感趋势"（Google Flu Trends），一款预测用户感染流感风险的产品，现在也退出了市场。

与此同时，大型制药公司也在积极布局。他们开始招募大批程序员，有时还会主动变革企业文化，以提高公司在数字技术应用方面的灵活性和反应速度。诺华制药公司已经宣布，将数字化列为公司新战略的关键支柱之一。目前，合作理念在医疗保健领域非常流行。比如，德国的默克公司与数据公司Palantir成立了一家合资公司，罗氏公司通过收购Flatiron Health和Foundation Medicine，为集团增加了肿瘤数据分析领域的两家领先的创业公司。罗氏公司目前正积极开发医疗软件解决方案，以帮助医生做出决策。

目前，大型网络公司似乎无法独立在监管严格的医疗保健行业站稳脚跟。医疗保健行业受到高度监管，参与者需要大量的经验和科学专业知识。行业内的实际研究仍然由大大小小的制药公司和生物技术公司主导，他们更多地将医疗保健行业的数字化视为实现目标的一种手段，而不是一个全新的业务领域，因此他们对数字化的重视力度仍然不足。尽管如此，大型老牌企业在药品研发领域仍然非常需要数据分析和人工智能方面的专业知识。乍看之下，这似乎预示着新旧参与者之间会产生激烈竞争，但实际上双方之间也可能会产生许多不同的合作模式。

健康数据的初次使用和二次使用

就健康数据的使用而言，我们需要区分两种使用形式：初次使用和二次使用。患者咨询初级保健医生就是健康数据初次使用的一种场合。健康数据是在患者就诊期间或基于就诊目的而收集的，旨在为患者提供尽可能好的医疗保健。健康数据（如血压、胆固醇或血糖水平等数据）只用于患者本身，因为患者只对自身健康数据的采集和评估感兴趣。

然而，初次使用只是健康数据使用的冰山一角，它是患者唯一可以看到和意识到的。占比更大的二次使用隐藏在冰山之下，它是不可见的，也不会直接地、明显地造福患者。但从中长期来看，健康数据的二次使用具有极高的社会价值。

初次使用指的是在患者护理中直接使用患者本人的健康数据，二次使用是指为改进治疗方法而使用健康数据。在任何需要经验数据、统计分析和机器学习的地方，都存在这种由数据驱动的改进，这也就是所谓的"循证医学"。无论是虚拟私人教练还是个性化医疗，所有这些创新都依赖于数百万人的健康数据，所有这些创新也都得益于健康数据的大规模二次使用[14]。

二次使用的目的不仅是稳定和提高医疗保健服务的质量，还有通过简化流程、提高自动化水平来提升效率，降低成本，并推动计费方式向基于结果的方向进行转变。此外，互联网的普及增加了所有地区和人口获得高质量医疗保健服务的机会。健康数据的二次使用有助于各国夯实基本医疗保健系统和医疗保健部门的基础，使医学研究和医疗保健行业能够在更高的水平上展开竞争，并使各国能够更好地应对流行病和其他危机局势。

目前的医疗保健行业可能正处于另一个关键转折点。过去150年里，在医学逐渐从一门手艺发展成一门科学的过程中，这一行业也经历了几次类似的转折。或许正因如此，世界各国都在讨论健康数据的使用问题，而有的国家已经将其作为公共物品来加以规范。一些国家通过自己的监管当局或数字化部门来确保健康数据的及早使用。另一些国家则正在积极发起广泛的讨论，使民众能够充分了解健康数据的收集和二次使用的风险和危险[14]。

数字化生物标志物

数字化生物标志物在健康数据的初次使用和二次使用方面发挥着关键作用。传感器的原始数据，如智能戒指或健身追踪器测量的加速度数据（与每日行走的步数非常相似），对患者和医生都没有用处，这是因为他们无法解释和理解这些数据。为了发挥它们的作用，这些原始数据必须转化为与医学相关的参数，即数字化的生物标志物。健康数据产生的知识可以促进医学进步。"生物标志物"一词原本指的是能够反映治疗效果的可测量参数，如蛋白质在肿瘤细胞上的过表达可以作为特定用药的指标，某些激素的存在可以用来预测心血管疾病的风险。数字化生物标志物是指通过数字技术收集的可以用于解释、影响或预测与健康相关结果的生理和行为方面的测量数据。

目前已有的，以及正在开发的数字化生物标志物的种类非常多。例如睡眠质量，消耗的热量，休息次数，呼吸频率，睡眠效率，睡眠阶段持续时间，脂肪摄入量，碳水化合物摄入量，上下楼的楼层数，跑步距离，用以评估哮喘控制程度的夜间咳嗽数，每次的呼吸量，呼吸持续时间，日常社交次数，情绪，跌倒次数，认知能力的丧失，体态的改变，阿尔茨海默病和帕金森病的早期发现，通过测量眼睛的斜视来诊断儿童的注意缺陷与多动障碍，通过声音分析来诊断抑郁症，以及夜间抓挠。这份清单很长，但仍没有包含所有种类。

老牌医药公司以及以Altoida和Freenome为代表的创业公司，都在利用数字化生物标志物来评估疾病风险，进行诊断，判断人们是否面临特定健康风险，或者药物是否发挥疗效。至于生物标志物在临床上是否有用，对这一问题的研究目前仍处于起步阶段。为了设计出更好的数字化生物标志物，传感器技术专家、程序员、数据科学家以及医院和公司的研究人员需要进行跨学科合作。他们必须深入理解他们想要研究的临床问题的本质，找到合适的传感器，使之适应临床使用；他们还必须收集健康数据，利用机器学习算法寻找合适的生物标志物，并通过临床研究验证这些标志物的作用。像其他领域一样，这一领域的人工智能必须不断学习，才能不断得到改进。

罗氏公司：罗氏公司已经开始在临床神经科学领域使用数字化生物标志物。智能手机和可穿戴设备中的内置传感器，如加速计和运动传感器，可以用来测量健康数据。这样，我们就能够跟踪神经退行性疾病的进展，如帕金森病和多发性硬化症。而在传统的医学实践中，医生一般通过每次的诊疗来追踪神经退行性疾病的进展。医生会对患者进行标准化测试，并询问患者的情况。但问题是，通过这些诊断，医生只能了解病情的一个截面。像帕金森病和多发性硬化症这样的疾病是分阶段发展的，它们有发作期和缓解期，患者时而感觉很好，时而感觉不好。即使患者在就医时能够记得几天前曾经发过病，他们对发病情形的记忆也是非常模糊的。因此，如果患者每隔几个月去医院一次，医生的诊断可能会非常不精确，他们不能完整地记录下疾病的发病过程。这正是App发挥优势的地方，它能够使用智能手机传感器来测量和识别多发性硬化症患者运动功能的细微变化。此外，患者可以每天利用App进行如画图测试之类的标准测试。总之，这使我们能够通过每天的准确记录来更加准确地了解疾病的进展情况。

隐私管理、数字安全与伦理问题

我们知道，健康数据是高质量、高性能、高效、公平的医疗保健系统的关键之一。只有积极收集健康数据、分析健康数据，将分析成果应用在研究和医疗领域，利用健康数据提高资源的利用效率，我们才能更好地服务患者，造福社会。但是，这是否意味着我们都应该积极而仔细地收集健康数据，并纯粹出于自身利益而将其用于二次使用呢？

即使健康数据将成为未来医疗保健领域极其重要的基础之一，我们也需要有明确的规则来规范健康数据的使用，就像消费者行为和位置数据的信息使用规则一样。

数据安全

由于健康数据的重要性和高度个性化，数据安全和隐私至关重要。医疗保健行业偶尔出现的健康数据泄露事件，就反映了这方面存在的问题。

尽管健康数据泄露事件要比其他数据（如电子邮件数据）泄露事件更为少见，但英国、澳大利亚、新加坡、德国和南非等国家都发生过严重的健康数据泄露事件。美国公布的数据令人触目惊心：2009年至2017年间，美国共发生了1863起健康数据泄露事件，有1.73亿人受到影响[15]，其中1亿人的医疗保险数据遭到泄露，其余的受影响者则包括医疗保健行业的服务提供者以及设备制造商和供应商。

好消息是，由于健康数据的二次使用与个人身份信息关系不大，更多涉及包含患者综合数据的数据集，这些数据可以用来搜索生物学或医学方面的知识，因此大多数受影响的参与者，甚至整个医疗保健行业，都有强烈的动机来保护个人身份信息，并确保数据被适当加密、匿名化和聚合。在制药行业和临床研究领域，这种机制在管理患者数据方面已经实践了几十年。

尽管如此，在美国，所有成功的网络攻击中，超过一半的受害者是医疗保健公司。为什么会出现这种现象？原因既简单又令人震惊。目前，黑市上被盗用的信用卡信息的价格是每张卡1～2美元，而被盗的电子病历的价格是前者的10倍。这是因为电子病历中包含个人的社会保障号码、医疗保险号码、住址和信用卡信息。不法分子可以通过提交这些信息来申请多张新信用卡，获得贷款，购物等[16]。

随着越来越多医疗设备接入网络，健康数据安全越来越重要。今天，大约1/4的临床设备是在无线网络上使用的。患者平均每住院一次，就会接触到10种医疗设备。人们所担心的黑客远程控制胰岛素泵问题，并不是真正的问题。因为，要做到这一点，黑客必须非常接近受害者。其实，犯罪黑客喜欢躲在自家的地下室，向成千上万名潜在的受害者发起攻击。

健康数据安全问题可能永远不会得到彻底解决。这就像一场好人总是需要领先坏人几步才能获胜的比赛。患者、医疗保健提供者、医疗设备制造商和保险提供者如何才能化解黑客入侵、软件漏洞和风险管理不当等因素持续造成的威胁呢？

主要方法有两种。第一种方法是重视培训。毕竟用户仍然是最大的安全缺口。医疗保健行业信息系统的用户，无论是患者还是保险公司员工，都必须意识到潜在的风险问题，必须清楚正确的操作方法。很多数据泄露事件都是由员工无意犯下的错误造成的，如员工把未加密的笔记本电脑落在了汽车里，或者把载有病历的文件夹忘在了通勤火车上。还比如一些人采用了不适当的方法处理整个文件柜和电脑硬盘，或者上了诈骗邮件的当，将密码泄露了出去。

第二种方法是发挥技术的作用。不到10年前，健康数据安全还是医疗设备制造行业的一个边缘话题。一旦设备或软件程序的开发完成，它的安全性才能得到提高。安全性更多基于事后的考量，只有在漏洞出现后，人们才会考虑打补丁。与此同时，监管当局出台了更明确的监管规定。比如，美国商务部国家标准与技术研究院（National Institute of Standards and Technology）于2014年通过了美国的监管制度，欧盟有关体外诊断的监管规定现在也纳入了数据安全规则。数据安全必须从一开始就得到足够的重视，在设计、体系架构、技术选择、使用观念，以及硬件和软件开发等环节都要受到重视。数据安全专家需要在开发过程的每一个步骤中发挥重要、积极的作用[16]。

隐私权和信息自决权

数据安全、隐私权和信息自决权是相互关联但又不完全相同的3个概念。数据安全是指对数据进行技术上和管理上的保护，系统必须确保计算机数据的机密性，防止数据被窃取，同时防止未授权用户从云端获取数据。

信息自决权指的是在数据的处理过程中，个人的权利和自由不应受到侵犯。这里所提到的数据处理必须是合法、合理的。数据安全对于这些权利的实现来说是必不可少的，可以说，没有数据安全就没有隐私。

有关隐私权是否是一项权利的争论，最早起源于西方世界，而且这场争论并不是发生在医疗保健领域。1890年，塞缪尔·沃伦（Samuel Warren）、路易斯·布兰代斯（Louis Brandeis）在《哈佛法律评论》（Harvard Law Review）上发表了一篇开创性的文章——《隐私权》（The Right to Privacy）。在这篇文章中，两位作者将隐私权定义为"个人独处的权利"。这篇文章的写作背景是：当时的报纸上出现了一些八卦专栏，专门刊登名人生活的私密细节，并附上由新兴照相技术生成的图片。两名作者在书中先是回顾了身体权、生命权和财产权概念的发展历程。他们指出，最初，当事人只有在身体受到伤害或遭受盗窃的情况下才能寻求法律救济。直到后来，恐吓和损害无形产权才被规定为应受到惩罚的罪行。沃伦和布兰代斯认为，个人信息也应该得到类似的保护，这样才能防止名誉损害和对个人的诽谤、诋毁。

我们应该注意，普遍个人隐私的概念是现代西方世界兴起的一个概念。而在全球其他地方，隐私文化并没有那么盛行。但我们必须承认，即使是在西方世界，我们也在很久以前就失去了对自己的私人数据的绝对控制。很多个人信息已经不再是秘密。人们只是不知道这些信息归谁所有，以及他们打算用它做什么。至少，在美国国土安全部前部长迈克尔·切尔托夫（Michael Chertoff）的眼里，情况就是这个样子。当然，他的看法并没有错，比如，我们通过互联网发送的所有未加密数据都不是什么秘密。互联网就像一个巨大的复制和窃听装置，任何能访问到相应资源和知识的人，都能利用这台装置进行复制和窃听。只要我们在没有加密的情况下通过电子邮件、脸书或推特暴露了个人信息，我们就失去了对这些信息的控制[17]。

每个人都需要保护自己的隐私，于是我们才安装了前门、浴室门、卧室门和窗帘。一旦人们发现自己成了别人的观察对象，人们就没有了自由的感觉。杰里米·边沁（Jeremy Bentham）早在1790年就探讨了这个问题。当时他设想出了一座中间有一座瞭望塔的监狱，塔上的卫兵可以监视每一个囚犯和他们做的每一件事。而监狱和塔的特殊结构使囚犯发现不了自己是否受到监视。这样，一个警卫就能控制数百名囚犯。边沁将他的概念称为"圆形监狱"。当前记录用户上网信息的cookie文件和所有联网的摄像头和扬声器，也有可能打造出一座类似的圆形监狱。

回到医疗保健领域。除了前面提到的健康数据"洋葱"，还有一类健康数据集的私密性需要得到保障：用户生成的所有上网痕迹。比如，用户在抑郁症网上论坛上搜索信息，观看一段有关艾滋病或艾滋病病毒的视频，上网购买某种类型的药物，或者用谷歌搜索堕胎信息，这些网上活动都会留下上网痕迹。

即使健康数据经过了匿名化处理，患者的身份仍有可能被重新识别出来。而且识别过程并不复杂。马萨诸塞州前州长威廉·威尔德（William Weld）就遇到过这样的问题。1997年，时任马萨诸塞州长的威尔德将13.5万名州政府雇员的病历信息提供给第三方使用。这些数据既不包含雇员的姓名，也不包含他们的社会保障号码。哈佛大学的拉坦娅·斯威尼（Latanya Sweene）将这组数据与她花20美元购买的马萨诸塞州剑桥镇选民名单进行了对比。由于州长本人也是该州的一名政府雇员，因此她相信很快就能找到州长的个人病历信息。经过对比，她发现有六名患者的生日与州长相同，其中三名为男性，这三名男性中只有一名居住在威尔德州长所在的社区，这样她就判断出这名患者就是州长本人。然后，她把这份病历寄给了威尔德州长。这封信对2003年通过的《健康保险可携性和责任法案》（HIPAA）中的隐私规定产生了重大影响[18,19]。

因此，在没有法律依据及未经数据主体同意的情况下，我们应禁止第三方查阅或使用个人数据。这里的"个人数据"是指所有可以用来识别患者身份的数据。

那么，我们如何加强数据安全，保障个人隐私呢？首先，我们需要提高对潜在数据滥用的警惕性。其次，企业和机构需要遵守明确的规则。与此同时，我们每个人都需要承担起责任，拒绝有问题的电子医疗服务。就像对药品审批和银行部门实施监管一样，我们还要对新的数字技术和健康数据库的运作进行适当的监管，在隐私法规定的程度和范围内，充分保障数据主体的查阅权、披露权、删除权和被遗忘权。另外，必须禁止发送任何未经加密的信息，以及未经加密的信息交换。网上银行所形成的隐私和安全方面的准则，也需要成为医疗保健行业的标准。

伦理问题

虚拟世界的隐私话题引发了很多争论，人们很难从这些争论中得出统一的结论。因此，在本小节中，我们希望借助伦理因素来考量数字医疗保健领域所面临的挑战。医学背景下正确的行为原则是医学伦理学领域的焦点。

1800年左右，英国医生托马斯·帕茨瓦尔（Thomas Percivals）

创造了"医学伦理学"这个术语。今天，医学的伦理因素比以往任何时候都更为重要，尤其是在堕胎、临终关怀、生殖医学、器官移植和基因治疗等问题上[20]。至少在西方世界，人们对医学伦理学的争论主要是在一个框架内进行的，这个框架包含四条既定的伦理和道德原则。我们想简要地介绍一下这四条原则。

第一条原则是尊重原则。它要求确保患者在个人医疗问题上的自主权。每个患者都有权对治疗的目标、目的和实施做出自己的决定。在每次干预之前，必须使患者知情并征得其同意。这一原则不仅赋予了患者决定权，同时也明确了患者的责任。在数字健康领域，这意味着患者应必须具备收集信息的能力，并应该不断获取相应的知识。患者有权通过便利的途径访问自己的健康数据，有权获得自我监测的机会。与此同时，患者还有权拒绝不必要的监视。最后，患者还有权决定哪些人可以、哪些人不可以查看自己的个人数据。

第二条原则是不伤害原则。它要求对患者的治疗不能伤害患者本人或其他相关人员。这似乎是一条不言自明的原则，但许多检查、治疗和程序都可能导致患者受到伤害。所以，很多法律体系都将未经许可的医疗干预规定为"医疗伤害"。因此，在医疗实践中，人们必须不断权衡利弊。在数字健康领域，患者进行数字化自我诊断时，也可能会对自己造成伤害。患者可能会因此患上前面提到的网络疑病症。还比如，如果患者是一名完美主义者，他在监控自己睡眠模式的过程中，可能会由于持续担心自己睡得不好，或睡眠不足而患上睡眠健康痴迷症。

第三条原则是有利原则。它强调的是提高患者的生命、健康和生活质量。它要求医护人员必须充满善意地对待患者，并坚持最新的知识标准。要想在数字时代坚持这项原则，医疗保健提供者必须不断学习，并利用数字化工具获取补充性意见。他们必须立足于全部可用的健康数据做出决定，并在临床需要时，利用虚拟教练为患者提供24小时全天候帮助，同时确保患者遵守治疗方案。

很明显，在这个问题上，这一原则可能会与患者的自主权发生冲突。假设只有依从性高的患者才有治愈的可能，那么，医生是否有权甚至有义务使用最新的数字技术来监控患者的依从性？患者是否有权拒绝这种监控？由谁来承担患者依从性低下所产生的不必要费用呢？

第四条原则是公正原则。它要求人们必须公平分配稀缺的医疗服务，向相同的病例提供相同的治疗。这一原则还要求，新的或实验性治疗的负担和利益必须在所有社会群体之间平均分配。

数字技术增加了人们获得医疗保健服务的机会，保障了这一原则的履行。但只有连接到互联网的地区和人口才能享受到这一原则带来的好处。低收入人群、老年人、残疾人以及生活在农村地区的人，往往处于非常不利的地位。《新英格兰医学杂志》

（*New England Journal of Medicine*）上的一项研究就持这种观点[21]。此外，如果我们将全部人口分为苹果用户和安卓用户，我们会发现这两者的巨大差距。安卓用户占美国智能手机用户的一半以上，他们的平均收入低于苹果用户。值得一提的是，苹果公司拥有对健康数据"洋葱"最内层，即电子病历的高级访问权限。可以想象，苹果公司提供的数字生态系统会更加系统地催生出更好的医疗解决方案。另外，医生现在可以根据他们花在管理和解释医疗设备（如血压监测器、心电图仪和血糖监测器）数据的时间，向患者收取费用。这进一步加剧了这种差距。

另外，如果只有一小部分人提供自己的临床数据，以方便人们获取惠及所有人的知识，那么这是否公平，是否违背这一原则呢？如果所有的社会成员都贡献出自己的健康数据，或者为了开展研究、寻求有效的治疗手段，所有公民的健康数据都以安全的、聚合的和不可追溯的方式自动共享出去，这样做不是更加公平吗？在器官捐赠领域，一些国家实施"选择退出"制度，将公民自动列为捐赠人；而在实施"选择参加"制度的国家，公民必须填写器官捐赠卡才能成为捐赠人。同样，针对共享健康数据问题，我们也应该充分讨论"选择参加"和"选择退出"这两种制度。

我们是否需要"数据新政"？

不同文化的国家对这些问题有着不同的看法，尤其是在伦理和隐私问题上。西方国家在健康数据的监管路径、企业路径和个人路径方面，有别于东方国家。各国不仅有着不同的历史，而且个人和集体的期望、价值观、目标和规范也各不相同。但无论是在亚洲、大洋洲、非洲，还是在欧洲、北美洲、南美洲，所有人都有一个共同点：他们都认识到了健康数据的价值，都试图在自己的世界观下公平地对待这一价值。

2008年，麻省理工学院（MIT）的桑迪·彭特兰（Sandy Pentland）教授在瑞士举行的世界经济论坛上发表了他对真实世界数据的看法。必须承认，他的看法建立在以西方为中心的视角之下[22]。他提出的"数据新政"理念可以直接应用于数据的二次使用，并可以看作是解决隐私问题的关键。彭特兰认为，人们必须对真实世界数据的"利"与数据滥用的"弊"进行权衡。因此，"数据新政"需要在数据的提供者和受益者之间实现平衡。

但这样的"数据新政"应该是什么样子呢？彭特兰认为，民众理应拥有自己的数据，他们可以像打开或关闭保险箱一样，选择共享或者不共享自己的数据，并有权从数据库中删除自己的数据。在目前的情况下，这在技术上和法律上几乎是不可实现的。因为在通常情况下，用户没有数据删除权，比如由税务机关存储的数据。但有一点是非常明确的，即必须澄清数据的访问和使用规则，保护个人隐私，在相关方之间建立信任。这就要求行业内必须建立起匿名聚合数据的使用准则，允许或促进人们出于公共利益的目的使用匿名聚合数据。

从爱沙尼亚到新西兰，各国都在制定这样的框架和准则。无论是小型子公司和健康行业的合作企业（如Midata.coop和Healthbank.coop，这两家企业总部都设在瑞士），还是大型医疗和科技公司（如诺华制药公司、苹果公司和谷歌公司）都在遵循这样的准则。诊室、药房、综合医疗保健和保险公司（如平安保险）也都在这方面发挥各自的作用。

最后，起决定作用的还是患者，最终还要看患者是否信任数据的使用者，以及患者到底选择信任谁。我们必须清楚地意识到，我们今天所享受的医学成果得益于过去很多代患者所"捐赠"的数据，得益于从这些数据中提取到的知识。而要获得这种信任，医疗保健行业的参与者必须确保在任何情况下都要合法、合理、公开地使用个人健康数据，并确保不存在任何道德问题。

第8章 ◀

价值医疗

本章的主要论题有：

● 数字化能够促进患者和其选定的医疗保健提供者之间进行合作，优化医疗保健系统。电子病历是将医疗保健提供者连接在一起的黏合剂，而负责管理电子病历的健康保险公司、国家甚至患者，是促进各方进行合作的协调者。

● 数字化能够提高医疗系统内部运行的透明度。它能够帮人们厘清成本、服务质量和核心竞争力的问题，并减少资源滥用和资源浪费。

● 数字化使人们有条件对生活方式进行客观测量。因此，奖励健康生活方式的项目将成为一种标准机制。在这方面，普通人、慢性病患者、雇主、保险公司和立法者都在朝着同一个方向努力。

● 数字化使人们可以更加轻松地衡量治疗的成功与否，推进基于价值的支付机制的实施。

通用电气前首席执行官杰夫·伊梅尔特（Jeff Immelt）在纽约举行的一次医疗保健大会上预测，美国的医疗保健支出很快将达到其国内生产总值的25%。2019年美国的医疗保健支出已经高居世界第一，18%的国内生产总值用在了医疗保健上，也就是说，有近1/5用在了医疗保健上。尽管如此，结合戴维·马尔多纳多一家的遭遇，我们可以发现，即使是许多中产阶级家庭也只能勉强负担得起医疗保险。美国是世界上最富裕的国家之一，但根据美国人口调查局（United States Census Bureau）提供的数据，在2018年，全美国仍有2800万人没有医疗保险。

那么，我们该如何控制不断上升的医疗费用呢？杰夫·伊梅尔特认为，激励机制是解决这一问题的关键之一。他表示，在目前的情况下，即使是失败的和不必要的治疗也都为医疗保健提供者赢得了回报。他认为，我们的医疗体系需要一种新的支付模式。这种模式要求医疗保健提供者，如医生、医院和制药公司，有效地承担责任。而且，只有当这些服务能改善患者的健康状况时，患者才应该为他们的服务付费[1]。

在瑞士的医疗保健系统中，医生根据TARMED收费系统中定义的计费代码收取服务费用。这些计费代码包括M2、TP、TPW AL、001、00.0141。这一收费标准的透明度有多高呢？事实上，这些出现在瑞士医药费账单上的代码令人感到困惑不解。2/3的瑞士人表示，他们并不真正理解医药费账单上的内容[2]。其实，每个代码代表医生诊室提供的一种服务。和大多数其他国家一样，瑞士医生是根据他们所提供的服务来收取费用的。他们提供的服务包括诊断、咨询、各种检查、开药等。无论这些服务是否确实改善了患者的健康，都不会影响到他们的报酬。当存在多种治疗选择时，复杂的治疗过程可能比简单的治疗过程更有利可图，但后者更可能达到预期效果。

典型案例：GoodRx

再举一个美国的例子。

道格·赫希是个留有络腮胡的高个子，很难看出来他有多大年纪。他穿着一条牛仔裤和一双运动鞋，风格非常休闲。你很难通过他的外表看出他是美国最受欢迎的医疗App的联合创始人和一名成功的管理者。很久以前，道格是脸书的第一批员工之一。如今，他是创业公司GoodRx的联合首席执行官。这家公司运营着一款能够帮助患者以尽可能低的价格获得处方药的App。

道格·赫希和GoodRx的故事始于几年前的一段经历。当时，道格去药店买一种医生给他开的药，他惊奇地发现药的价格竟高达500美元。道格犹豫了很久，不知道该不该买下这种药。但最终，他还是掏钱买了药。假设他当时没有买药，而考虑到他已经为看病花了钱，那么，不买药就不会带来任何好处。道格·赫希将这种典型困境转化成了他的商业模式。在美国，50%的处方药都不是患者从药店买来的。最常见的原因是费用太高，即使患者有医疗保险，仍需自己支付高昂的费用。

目前，从支付机制上来看，医生缺乏向患者开具同样有效但价格便宜的药物的动力。在很多情况下，他们甚至不知道患者是否会去药店买药。如果医生的报酬与患者看病后的健康状况是否改善相挂钩，那么医生和患者都会共同努力寻找一个有效且经济上可行的解决方案。在美国，只有55%的器官移植患者会去药店买药。而如果这些患者不按期服药，其身体排斥新器官的风险就会提高。想象一下，一项花费数千美元的器官移植手术却因为患者无力支付必要的药物而最终失败，这将是多么令人惋惜的事情。人们很快就会发现，即使抛开疾病造成的悲剧不谈，现有的基于绩效的激励机制往往也非常低效。在新的数字医疗领域，人们已经为未来的激励机制取了名字："价值医疗"或"效果导向型医疗"。这两个术语是许多数字医疗领域创业公司的常用术语。

那么，数字技术如何帮助人们为医生、医院、制药公司和患者设计出合理的激励机制，从而实现尽可能好的医疗效果呢？接下来，我们将介绍三种模式：数据驱动的医疗合作网络、健康生活方式奖励项目和按效果付费机制。

数据驱动的医疗合作网络

医疗数字化提高了医疗系统内部运行的透明度，为医疗合作网络的形成打下了坚实的基础。这一网络能够奖励高效的医疗保健提供者，惩罚低效的提供者。这一理念在美国尤其重要，因为美国医疗服务的费用基本上不受管制，可以由这些服务的相关提供者设定。因此，不难发现，美国不同医疗机构的医疗费用存在巨大的差异。举个例子，在旧金山市，一场剖宫产手术要花费2万多美元，而在得克萨斯州，相同的手术只花费4000多美元[3]。即使在同一地区，同种医疗服务的价格也可能有很大的差异。继续以剖宫产手术为例，田纳西州的诺克斯维尔市（Knoxville）是一个有着20万人口、位于圣经地带（美国保守的基督教福音派占主导地位的地区）的城市，这座城市内的剖宫产手术费用在3000到5000美元之间。也就是说，同一座城市内相同服务的费用差异程度高达66%。如果服务提供者公布他们的费用明细，问题也就不那么糟糕了。但情况并非如此。比较价格是一个复杂而又费时的事情。

典型案例：奥斯卡健保公司

托尔斯滕·威尔克斯（Thorsten Wirkes）指出："在美国，患者通常不知道他们要为一项治疗支付多少钱。他们对此非常不解，也非常困惑。"过去五年多来，威尔克斯一直在为奥斯卡健保公司工作，负责对接"医保优势计划"（Medicare Advance）。这项计划针对的是受国家监管的退休人员保险业务。奥斯卡健保公司成立于2012年，致力于为美国的患者提供医疗保险。公司希望带领困惑不解的患者走出困惑，并指导患者应对医疗系统的各个环节。奥斯卡健保公司与传统保险公司的主要区别在于被保险人与保险公司互动的方式。奥斯卡健保公司的保险客户无须排队等待呼叫中心的接听，他们点击一下公司的App，就能联系到公司的客户顾问，只需要通过5次点击，App就能通过远程医疗功能随时帮他们与医生进行沟通，或者通过公司的导医服务团队帮他们找到合适的医生。

公司的导医服务团队由客户顾问和医疗专家组成，每个团队负责特定数量的客户。威尔克斯在纽约苏豪区明亮而现代的会议室里向我们解释道："举个例子，我们有一个团队只负责曼哈顿上西区的患者。客户对此非常满意，因为这个团队非常熟悉该地区的医生、药店和医院，可以提供真正个性化的建议。"

为了降低成本，奥斯卡健保公司已经建立了一个与公司合作的医生和医院网络。威尔克斯继续解释道："在美国，对医生、保险公司和患者的激励制度往往适得其反，导致医疗保健服务费用上涨。我们公司的目标不是与尽可能多的医生和医院合作，而是与最好的医生和医院合作，并把他们纳入我们的合作网络。我们公平地对待医院，给它们很高的报酬。通过与数量有限的合作伙伴密切合作，共同定义有效的医疗流程，我们降低了运行成本，也降低了患者的费用。"

此外，公司优先为自己的会员客户提供费用明细。如果会员客户通过App叙述自己的头晕症状，他们就会了解到自己可以咨询全科医生或者神经科医生，App会显示每种情况下的大致费用。公司的人工智能算法是根据公司每天收到的数千份医药费账单来估算费用的。会员客户还可以比较两个全科医生的预计费用和其他患者对他们的评分，然后选择两者中费用较低的或评分较好的一个。当会员客户做出决定后，他们可以使用该App进行预约。

奥斯卡健保公司的智能保费机制表明，好的治疗并不一定非常昂贵。这一机制鼓励患者在选择收费较高的专家之前先咨询全科医生。而公司的会员客户可以免费找全科医生就诊。在药品方面，公司还实施了激励措施，鼓励会员客户购买便宜的非专利药物，而不是昂贵的品牌药品。公司还鼓励会员客户在出现严重症状时及时咨询医生。长期来看，不及时治疗往往会导致医疗费用急剧增加。因此，公司尽力降低会员客户的就医门槛。

通过这些智慧解决方案，奥斯卡健保公司努力以合理的价格为其会员客户提供最好的医疗保健服务。因此，40%的奥斯卡健保公司会员客户在就医之前会先咨询这款App或它的导医团队。威尔克斯表示："我们的会员客户信任我们，这是因为我们向他们提供贴心的解决方案。他们不去咨询自己的朋友和同事，而是找我们咨询。这是让我们自豪的事情。"

奥斯卡健保公司的App提供的咨询服务和导医服务也可以避免不必要的急诊科费用。在美国，急诊科就诊的平均费用约为

2000美元。据估计，这一方面每年产生的不必要费用为380亿美元[4,5]。奥斯卡健保公司的一项研究显示，大约有一半的急诊是不必要的。威尔克斯表示，"通过这款应用，我们已经说服了21%的打算去急诊科的患者选择更便宜的替代方案"，患者经常从远程医疗服务或门诊诊所那里获取帮助。

在慢性疾病方面，奥斯卡健保公司还利用数字技术向患者提供优质、价廉的医疗保健。"我们会在人工智能的帮助下，对所有打给导医团队的电话，以及所有账单都进行系统分析。"威尔克斯说。假设，患者去药房买胰岛素，但自己没有固定的初级保健医生。这时患者会收到奥斯卡健保公司导医团队的电话，团队会向他解释定期由全科医生检查血糖水平的重要性，并帮他在附近安排一个合适的医生。"我们与会员客户、医生保持密切联系。医生们会确保慢性病患者得到很好的照顾。这有助于避免后续的费用。"威尔克斯说。

最终，奥斯卡健保公司与被保险人、医生和药剂师在互动过程中生成的所有数据，都被记录到电子病历中。正如威尔克斯所说："我们不想创建数据孤岛。"当数据能够反映出一个人整体的健康图景时，它才能产生最大价值。举个例子，如果一名患者在周末通过远程医疗服务向奥斯卡健保公司的医生咨询过，那么，在他下次去克利夫兰医学中心时，负责的医生可以立刻知晓奥斯卡健保公司的医生给患者的建议。患者的电子病历中还包括所有的化验结果和处方药物的详细信息。

奥斯卡健保公司的未来会怎样？威尔克斯相信奥斯卡健保公司到现在为止只发挥了其潜力的10%。目前，有25万美国公民购买了奥斯卡健保公司的保险，他们对公司所提供的服务非常满意。公司创始人马里奥·施洛瑟（Mario Schlosser）、约舒亚·库什纳（Joshua Kushner）和凯文·纳泽米（Kevin Nazemi）希望把奥斯卡健保公司介绍给美国所有人。但是，目前为止，这家创业公司仍然没有盈利。其中一个重要原因是，公司把强势扩张放在了首位。

典型案例：Collective Health

Collective Health是一家旨在利用由数据驱动的医疗合作网络来提高医疗效率的创业公司。在美国，员工超过50人的公司必须为其全职员工及其家属提供医疗保险。一直以来，公司都在对医疗成本的大幅上涨表示不满。于是，越来越多的雇主寻找替代方案。而这往往意味着公司要终止与传统医疗保险公司的协议。许多公司专门为员工制订了医疗保险方案。这正是Collective Health的业务切入点，他们综合处理每个公司制定的医疗保险套餐。

成立于2013年的Collective Health致力于建立一个方便用户管理健康保险的平台，来帮助那些为员工制订健康保险方案的公司。这个平台还为员工提供大量有用的信息，方便他们在生病时能够快速获得治疗。一项持续多年的比较研究表明，通过为员工提供Collective Health制订的健康保险方案，公司可以节省大量资金。

Collective Health能够帮助客户制定激励措施，激励员工选择最经济有效的医疗服务。与奥斯卡健保公司的做法大致相同，Collective Health的App会提前告知用户看病的费用。这不仅为员工节省了开支，减少了他们的免赔额，也为公司节省了支出。

伊万杰琳·门迪奥拉（Evangeline Mendiola）是Collective Health的客户Zendesk公司的一名管理者。她通过个人经历了解到，从为员工购买健康保险公司的保险转变成向员工提供自营公司的健康保险方案，对许多公司来说是一个巨大的挑战。她指出，公司需要像Collective Health这样的公司提供IT平台，帮助人们处理各种保险交易。她补充道，Zendesk的员工很喜欢这个新系统，因为员工可以轻松访问这个平台，而且如果他们生病了，他们可以利用平台的App获得尽可能好的治疗。

典型案例：Amino

Amino也是一家专注于医学数据智能分析的创业公司。和许多医疗保健行业的创业公司一样，这家公司的创立也是源于一段个人经历：一名善良而优秀的医生拯救了19岁的戴维·比韦罗（David Vivero）的生命。当时的戴维刚刚进入哈佛大学学习，在一次验血时，他发现自己患有一种罕见的遗传性疾病——血色素沉着症（也叫铁过剩症）。这种疾病会加速肠道对铁的吸收，从而导致严重的肝病、心脏病和不孕不育。幸亏一位细心的医生及早发现了戴维的病情，这种病才没有给戴维造成不可逆的后果。但他很快发现，由于这种病是他在投保前患上的，因此许多健康保险公司拒绝为他提供保险。这就是戴维后来与他的三个朋友共同创办Amino的原因。

戴维并不是唯一一个渴望获得平价医疗保险的人。近年来，被保险人的免赔额增长速度是收入增长速度的6倍。Amino正致力于提高美国保险市场的透明度，并为被保险人节省资金。为了实现这个目标，曾在一家一流房地产门户网站积累了丰富经验的Amino，花了两年时间收集了超过90亿份医疗保险索赔案例。Amino先进的大数据分析技术使它能够准确预测患者对特定治疗的自付金额，或者当地哪位医生对治疗某种疾病更有经验。戴维表示："Amino的数据库的特殊优势在于它的高度特化性。我们可以将数据分解成最微小的细节单元，这样每位用户都能得到真正个性化的推荐。"目前，Amino的数据库已经存储了800多种疾病的信息。这样，即使是有罕见疾病的患者也可以通过它找到他们附近的专家。

那么，Amino与传统的综合性门户网站有什么不同呢？Amino团队承诺今后不再接受任何广告或付费推广服务。它基于患者的症状和愿望，完全客观地向患者推荐医生。在最初直接向用户免费提供这项服务后，这家创业公司也开始向一些公司提供收费服务。这些公司会向自己的员工推荐Amino的App，员工则可以利用Amino的综合性数据库搜索最擅长治疗某种疾病的医生，并找到哪些诊所可以为他们的治疗提供最优惠的价格。当查找到合适的医生后，他们还可以使用这款App进行预约。受益者不仅仅是这些公司的员工。Amino还预计，雇主的医疗支出也将大幅下降。它在自己的广告中宣称，一个拥有1000名员工的公司可以通过使用它提供的服务每年节省50多万美元。

Amino团队最新的一项创新是2018年推出的一款专属健康储蓄卡。在美国，如果一名雇员的医疗保险计划规定了较高的免赔额，他可以就个人支付的医疗保健费用申请免税。为了让客户更轻松地行使这项权利，Amino推出了这款借记卡。用户可以用它支付保险的免赔额，并享受税收减免。

在欧洲，一些医疗保健行业参与者也开始利用数据库建立高效的医疗合作网络。例如，瑞士的医疗保险公司Sanitas自2019年以来便一直与Medbase合作，以组建医疗合作平台。成立于2017年的德国数字健康保险公司Ottonova也在涉足这一领域。

健康生活方式奖励项目

医疗保健并不是医学专业公司或制药公司的专属领域，每个人都可以积极改善自己的健康状况。人们如果形成健康的生活方式，可以使慢性疾病的患病风险降低一半。这就是价值医疗领域的第二种模式——健康生活方式奖励项目的用武之地。这些项目通常是由健康保险公司设计的，目的是激励他们的客户形成健康的生活方式。

例如，瑞士最大的医疗保险公司之一CSS为那些完成每天行走1万步目标的人提供每年约150瑞士法郎的保费折扣。要想享受这一折扣，顾客必须下载CSS App，并将其连接到自己的健身追踪器上。完成一天的目标后，他们就可以从CSS上获得40生丁（瑞士货币单位，100生丁=1瑞士法郎）的积分。若用户的步数不足1万步，但又超过7500步，那他只能得到20生丁的积分。

另外，奥斯卡健保公司也提供了一项健康生活方式奖励项目。公司的被保险人可以通过完成该项目获得最高100美元的奖励。这个项目不是让被保险人去完成固定的步数，而是向他们分配可变的目标步数。举个例子，如果一个被保险人是一个电视迷，他最开始的目标将是一个相对较低的步数，然后目标步数会逐渐增加。这是因为消费者研究表明，只有当目标既具有挑战性但又似乎可以实现时，它的激励作用才是最强的。

健康保险公司为何如此热衷于把自己的客户从舒适的沙发上拉起来？美国的多项研究表明，每周3次、每次30分钟的锻炼就能使每个患者的医疗费用平均减少30%[6]。因此，无论是保险公司还是被保险人都会从这类项目中受益。

典型案例：沃尔格林

美国连锁药店沃尔格林也提供这类项目。对沃尔格林而言，最重要的是保证自己在医疗保健领域的首选供应商地位。在美国的沃尔格林商店，人们不仅可以买到药品，还可以买到维生素和营养补剂、个人护理产品和基本的杂货。沃尔格林希望通过提供"健康选择"项目鼓励人们形成健康的生活方式，并以此打造自己的竞争优势。顾客可以参加持续四周的健康挑战。挑战项目包括完成一定步数的行走锻炼，或者每周锻炼若干次。通过将沃尔格林的App与健身追踪器或智能手机连接起来，或者通过参与者的手动输入，沃尔格林就可对参与过程进行跟踪。顾客还可以通过健康饮食或充足睡眠来赚取积分。

沃尔格林还鼓励慢性病患者定期检查血压或血糖水平，患者也会因此获得积分。智能检查仪器可以通过Wi-Fi或蓝牙连接到沃尔格林App上，从而可以跟踪患者的检查过程。沃尔格林的健康项目还与公司的优惠卡绑定在一起，这样，顾客在购物时可以获得额外的积分，这些积分也可以兑换优惠券。公司的目标是使顾客相信自己是健康活动的支持者，正如公司广告语长久以来所宣传的那样："沃尔格林，在幸福和健康的角落。"

在圣加仑大学的客户洞察研究所，我们也在设计健康生活方

式奖励项目，希望通过这类项目对人们产生长期激励作用。目前
所有的项目都有一个共同的缺点：它们严重依赖金钱激励，而这
些激励具有外部性，即它们都属于外部激励。心理学告诉我们，
外在的激励会破坏人们的内在或者自然动机。简言之，对奖励的
期望会取代我们的自我激励。

　　这在儿童身上体现得非常明显。我们以14岁的里基（Ricky）
为例。这名男孩居住在伦敦周边，在业余时间里，喜欢踢足球。
他是个好学生，最喜欢的科目是生物学和数学。里基放学回家
后，会把背包和运动包扔到走廊里。他的房间里堆满了衣服和
书。里基不擅长打扫卫生，而他的父母整天在外面工作，也不
想回家后看到家里一片狼藉。于是，他们决定每周付给里基2英
镑，让他保持房子的整洁。里基同意了这项提议。在后来的几个
星期里，房子比起前整洁多了，他的父母也松了一口气。但是暑
假来了，里基除了和他的朋友们踢足球外，整天待在家里无事可
做。他的母亲莉迪亚（Lydia）认为，既然他现在有足够的时间可
以支配，就没有理由再付给他每周2英镑的清理费了。结果呢？
房子看起来比以前更乱了。没有那2英镑的清理费，里基拒绝打扫
卫生。为什么会这样？这是因为，他知道打扫卫生是一种必须
要有报酬的辛苦活。这样，他的任何内在动机就都不存在了。

　　结合这些调查结论，我们再对保险公司用物质奖励鼓励锻
炼进行思考。我们很快就会发现，人们必须慎重采取这类激励手

段。美国的一项研究表明，在外部激励下，人们会将锻炼视为消极的事情，把它当成一件苦差事[7]。所以任何激励计划都应该激发人们的内在动机。

目前，在健康生活方式奖励项目的市场上，有很多不同的参与者，甚至政府也参与其中。加拿大不列颠哥伦比亚省卫生部门与私营部门合作，推出了"胡萝卜奖励"（Carrot Rewards）App。用户可以通过积极参加体育运动或锻炼来获得消费者奖励积分，然后用这些积分换取电影院或杂货店的折扣。这款App非常受欢迎，有超过100万人使用。不过，政府的资助在2019年到期，这款App最终退出市场。南非的Discovery保险集团提供了一款名为Vitality Reward的App。利用这款手机App，用户可以在购买健康产品时获得折扣，也可以在接受体检时获得额外积分。瑞士的Dacadoo、中国的悦动圈和印度的Nandoo等也在努力抢占这个不断增长的市场。

按效果付费机制

价值医疗的第三种模式是按效果付费，换句话说，就是患者只对明显达到预期效果的服务付费。

这就要求医疗保健行业必须形成一种新的观念模式。因为目前我们的付费机制是基于治疗而不是疗效。无论治疗是否对患者个人产生预期的治疗效果，治疗费用都要由健康保险公司支付。这会导致一种两难境地：一方面，服务提供者花费了自己的时间和资源，理应获得相应的回报，因此，这是一种看似公平的支付模式；但另一方面，这种支付机制也鼓励提供者提供尽可能多的服务，即使医疗资源非常有限。

在这种背景下，一段时间以来，人们一直在就如何评估治疗和药物的价值这一问题上进行着激烈的争论。在全世界几乎每一个医疗系统中，医疗服务的价格都不是任意设定的，而是在国家或地区的层面上集中协商确定的。即使在保险市场竞争最激烈的美国，大型保险公司在定价方面也有很大的发言权。但事实上，商品和服务的实际价值是很难量化的。英国国家健康与临床卓越研究所（National Institute for Health and Care Excellence）是医疗保健行业的一个著名机构。这家机构的量化标准是建立在"质量调整寿命年"这一指标的基础上的。一般来说，如果每一个质量调整寿命年内的治疗费用超过3万英镑，就可以认定这一治疗是不划算的。至少在某些社会，以这种方式给生命定价是极具争议的。事实上，在评估医学的价值时，要考虑的因素有很多。比如，这项创新治疗方法是否代表着疾病治疗的巨大飞跃？它是否能使患者返回工作、维持工作或者有能力照顾家庭成员？这项治疗是在疾病进展的早期还是晚期进行的？最后，假设患者的生命得以延长，有时间参加孙辈的高中毕业典礼，或者再开启一段人生旅程，这对患者来说意味着什么？在患严重疾病的情况下，最后一个问题是没有答案的。

癌症的新治疗形式使得绩效支付模式成为热点话题。在过去的几年里，将药物分子直接与肿瘤受体对接的靶向疗法，与传统的化疗和放疗结合在一起，成为肿瘤治疗领域的标准治疗方法。在进行这种个性化治疗时，先要确定患者体内是否存在这种特异性受体。癌症治疗领域的另一个新疗法是免疫疗法，这种疗法不是直接攻击癌细胞，而是刺激身体的免疫系统来对抗癌症。肿瘤学家对这些新疗法寄予厚望，它们可以用于治疗那些几乎没有生存机会的患者。但这些创新也凸显了一个问题，每个患者的个体因素在治疗中的作用越来越大，它关系着用药和治疗的成功与否。这些因素包括肿瘤基因组突变、是否存在特定蛋白和患者的DNA。

上述问题涉及ALK（表皮生长因子受体）和EGFR（间变性淋巴瘤激酶）突变，HER2（人表皮生长因子受体-2）过表达，以及BRAF（丝氨酸/苏氨酸蛋白激酶）通路这些术语，它们都是代表药物有效或无效的生物标志物。

但是，通常没有直接的指标能够表明一种治疗形式是否有效。一般来说，康复、疗效或寿命延长都是一个渐进的过程。而数字化健康数据使我们无须投入大量资本或人力资源就可以评估治疗的效果。

　　以免疫疗法为例，我们知道，根据癌症类型的不同，这种方法对20%～80%的患者有效。但是它的价格非常昂贵。患者每年需要为此支付15万欧元左右[8]。在许多情况下，绩效支付制可以看作是一种基于价值的支付机制。

　　数字医疗变革使人们能够更好地评估特定治疗方法的效果，从而引发了人们对绩效支付模式的辩论。越来越多的定价模式开始出现。在这些新模式下，只有在治疗达到预期效果时，药物费用才会得到全额支付。罗氏公司多年来一直在一些地区尝试这种模式。比如，公司在意大利利用癌症数据来确定某种特定的治疗方法是否对患者有效。

典型案例：Omada Health

　　创业公司Omada Health就采用了绩效支付机制——尽管是面对治疗效果难以量化的肥胖症。在美国，大约有8500万人患有肥胖症，而肥胖会增加2型糖尿病患病风险。治疗肥胖症没有什么秘密可言，就是控制饮食和加强锻炼。但是，很多人发现很难改变自己的行为习惯。为此，Omada Health推出了一个数字化的预防性保健项目，来帮助肥胖症患者。

　　项目的参与者必须要有一个预先配置好的体重秤，加入一个同侪团体，安装好相应的App，获取健康教练的支持并学习健康素养方面的课程。通过持续的互动，Omada的系统会识别出哪些技巧和知识对患者最有效，以及什么情况下患者更愿意听取建议。

这家公司的商业模式非常有趣：它向那些希望员工形成健康生活方式的公司提供预防性保健套餐。公司会与这些客户商定套餐的费用基准，然后用它乘以用户体重减少的占比，所得的乘积就是公司的收入。假设费用基准为10美元（即每减重1%，有10美元的收入），员工在预定时间内减掉5%的体重，Omada就会得到50美元的收入。这种模式对雇主也有利，这是因为一个2型糖尿病患者每年将产生大约1万美元的医疗费用，而体重减少5%会减低70%的患病风险。这是一个各方都能从中受益的交易。

典型案例：Spark Therapeutics

绩效支付模式的另一个用武之地是基因治疗领域。在这一领域，科学家试图通过将健康基因插入患者的DNA来对抗遗传疾病。Spark Therapeutics就是一家专注于这类治疗方法的公司。卡罗琳·卡珀（Caroline Carper）的故事可以很好地说明这家公司的宗旨。卡罗琳10岁的时候，第一次看到了下雨：

当时我正在学校，突然下起了倾盆大雨。我很激动，问我的朋友这是什么。她不敢相信我以前从未见过雨。从那以后，一个全新的世界向我敞开了大门。

和弟弟一样，卡罗琳·卡珀也患有一种罕见的遗传性疾病，它会导致视网膜功能逐渐出现异常。这种疾病叫作莱伯氏先天性黑蒙症。美国和欧洲大约有6000个病例，其中大多数是儿童，他们在很小的时候就会几乎完全失明。多年来，这种疾病一直都是不治之症。直到2017年，Spark Therapeutics在美国市场推出治疗这种疾病的Luxturna基因治疗药物。

这种药物是美国食品药品监督管理局批准的首个基因治疗药物，也是一种革命性的新药。基因治疗药物不仅能减轻疾病的症状，而且能利用健康的基因替换有缺陷或缺失的基因，以努力消除疾病潜在的遗传源头。人们希望用一剂药物就能治愈某些遗传疾病。

这种药物给现有的药品定价模型带来了颠覆性的变革：罕见疾病的基因治疗药物的价格不是根据几个月或者用药期间内的治疗效果而制定的，它的价格必须足够高才能补偿研发的必要投资。因此，乍一看，像Luxturna这样的基因治疗药物似乎是世界上最昂贵的药物。在美国，治愈双眼的药物剂量总共要花费85万美元。但是，我们应该用不同的视角来看待这个问题。考虑到失明者的终身治疗费用，包括护理费用和劳动能力损失，这个价格足以弥补这些费用。Spark Therapeutics还就补偿模式达成了协议，协议规定如果治疗的成功率随着时间的推移再次下降，保险公司将获得药品折扣或退款。

第9章 ◀
数字化药物研发

本章的主要论题有：

● 从日常临床实践中收集的真实世界数据是药物研发的加速器，具有不可估量的研究价值。在完善的医疗保健系统中，所有的健康数据都以匿名化真实世界数据的形式提供给研究人员。

● 访问健康数据比拥有健康数据更加重要，数据质量比数据数量更重要。

● 数字化能够简化和加速临床试验患者的招募程序，增强临床研究的可及性。它还大大缩短了药物研发周期。

● 任何类型的可靠数据都可以成为虚拟临床研究的重要组成部分。在临床研究中，真实世界数据正开始取代对照组，并成为临床研究数据的重要补充。

● 普适性药物的时代即将结束。建立在数据科学上的个性化药物可以提高疗效和减少副作用。

● 数字领域专业能力成为制药公司不可或缺的新核心竞争力。

尽管加强预防保健和提高资源利用率都能产生积极影响，但新药研发仍然在医学进步中发挥着重要作用，并将继续发挥作用。例如宫颈癌疫苗这种革命性药物，它可以预防人类乳头瘤病毒感染，进而预防由其导致的宫颈癌。由于有了这种疫苗，宫颈癌病例明显减少。前文提到的癌症免疫疗法能够用来治疗晚期黑色素瘤和肺部肿瘤，也给医学领域带来了很多突破性变化。相关科学家哈拉尔德·楚尔·豪森（Harald zur Hausen）以及免疫疗法先驱詹姆斯·P.艾利森（James P. Allison）和本庶佑（Tasuko Honjo）也获得了诺贝尔生理学或医学奖。但更重要的是，这些医学创新正在改变数百万人的命运[1]。

然而，很多领域的医学研究仍然不得要领。在这方面，数字化可以帮助我们实现期待已久的知识进步，帮助我们找到新的治疗方法。全球每年新增1000万阿尔茨海默病病例，并且随着人口老龄化的加剧，病例数量急剧上升。目前还没有药物可以预防或减缓这种神经退行性疾病的发展。作家凯特·纽曼（Kate Neuman）在《纽约时报》（*New York Times*）上发表了一篇令人痛心的文章，讲述了她母亲患上阿尔茨海默病的故事。这篇文章唤醒了公众对这种给患者和家人造成悲剧的疾病的关注。一开始，凯特的母亲南希（Nancy）变得越来越健忘。有一天，凯特来到母亲在纽约的公寓里。她发现虽然母亲没有做饭，但公寓里的烤箱和炉子都开着，母亲则是一脸茫然的样子。凯特很震惊，于是把母亲接到了马萨诸塞州的家里，一起居住。后来的一天，母亲告诉凯特，她不记得她们是怎么认识的了。就在那个时候，她明白，这种疾病已经夺走了母亲有关自己的记忆[2]。稍后我们将在本章进一步探讨数字化如何帮助人们诊断和治疗阿尔茨海默病。

另外，数字化会促进肿瘤学研究沿着当前道路进一步发展，即不断提高肿瘤治疗的个性化水平。20年前，人们认为癌症是一种单一疾病，而今天的专家则认为它是包含超过250种疾病的一组疾病，这些类型的疾病在分子水平上有着显著的差异。据此，制药公司和生物技术公司已经开发出了一些药物治疗方法。比如，有些药物会与各种癌症中常见的特定蛋白质相结合，一些靶向药物则能针对具有高度特异性基因突变的肿瘤。但是这种个性化疗法也带来了一个问题：它使得药物研发变得异常复杂。

如今，科技公司正在与传统制药公司一起合作应对这一挑战。为此，苹果公司表示，公司的业务目标之一是简化药物研发过程，而原来的研发过程可能会持续10～15年之久。

药物的研发过程分为三个阶段[3]。在第一个阶段，即临床前研发阶段，研发人员会识别出潜在的活性成分，并在试管中进行测试（即活体外测试）（图9.1）。这一过程可能会持续6年之久。这一阶段的第一步是确定需求，比如目前没有令人满意的药物来治疗某种疾病，或者现有的药物会产生严重的不良反应。接下来，研发人员会在分子水平上分析发病的原因，并确定药物的作用机制，或确定待研究活性成分的作用目标，如肿瘤细胞表面的受体。研发人员一旦发现了满足这些要求的分子，就会在试管内和动物体内对它的功效和耐受性进行测试（活体内测试）。平均而言，在临床前研发阶段测试的5000种活性成分中，只有1种能够获得批准[4]。

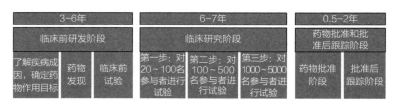

3~6年			6~7年			0.5~2年	
临床前研发阶段			临床研究阶段			药物批准和批准后跟踪阶段	
了解疾病成因，确定药物作用目标	药物发现	临床前试验	第一步：对20~100名参与者进行试验	第二步：对100~500名参与者进行试验	第三步：对1000~5000名参与者进行试验	药物批准阶段	批准后跟踪阶段

图9.1 药物研发的阶段

数据来源：罗氏公司（2019）。

一旦某种活性成分被确定为候选药物，它就可以开始进入研发的第二阶段——人体临床试验。这个阶段大约需要7年时间，而且会花费大笔资金。这一阶段的临床研究会受到严格监管，在开始前，项目必须得到主管监管机构和外部伦理委员会的许可。这一阶段共分三步：第一步，研发人员会在一组健康志愿者中测试活性成分，以确定合适的剂量；第二步，对活性成分的药效、相互作用和耐受性进行测试；第三步，进行随机临床试验，将活性成分与现行标准治疗方法或安慰剂进行对照测试。在第三步中，数千名患者会被随机分到不同的组中，患者和给药医生都不知道哪一组将服用待测的活性成分，哪一组服用安慰剂或接受标准治疗。

如果一种活性成分通过了临床试验，就会进入第三阶段——药物批准阶段。在这一阶段，研发人员会将临床研究的结果提交给监管当局，由其评估风险效益比。监管当局会把重点放在治疗效果和研究中所记录下来的副作用上。如果某种药物获得批准，研发人员还要在观察性研究中，针对不同类型的受试者，对药物的疗效和安全性进行监测和评估，同时还要对联合疗法进行评估，即评价这种药物与其他药物的联合疗效。

药物研发是一个漫长的过程，数字技术如何在不增加风险的情况下加速这一过程？为此，本章列举了四个案例，其中涉及的企业都在努力应对这一挑战。

计算机辅助药物发现

计算机辅助技术可以协助人们开展药物发现阶段的各项工作，比如帮助人们识别出致病的基因或蛋白质。本节将通过一些例子重点介绍人们如何使用自动化和人工智能技术来识别新的活性成分。

在开始人体临床研究之前，研发人员首先需要找到一种候选药物。但是如何识别出可能具有高度特异性临床效果的分子呢？这项工作往往是化学家和生物学家的任务，他们有时会在生物技术公司和制药公司的实验室里，持续进行长达数年的研究工作。

但现在，数字化变革也席卷了这个领域。

早在数字化渗透社会各领域之前，实验室机器人就已经得到了广泛使用。制药公司多年来一直在使用机器人来实现实验室过程的自动化。它们非常适合执行需要极高精度的重复性任务。这些与人类化学家合作的机器人，有时也叫作"协作机器人"或者"人机合作机器人"[5]。

虽然第一代机器人仍然由模拟器件和机械装置组成，但现在的机器人已经变得越来越智能。如今，机器人不仅能代替人类进行机械加工，更重要的是，它们还能执行认知和研究任务。事实上，剑桥大学专门为此开发了实验室机器人"亚当"和"夏娃"。这两个机器人能够提出假设、测试假设，解释它们的实验结果，并相应地调整假设。与人类相比，"亚当"和"夏娃"也会基于假设进行药物研究，但它们的速度要快得多，准确性也要高得多。2015年年初，剑桥大学的研究团队发表了一篇研究论文，介绍了"夏娃"是如何发现多种热带疾病的候选治疗药物的。这些疾病包括疟疾和另外两种不太知名的热带疾病——美洲锥虫病和非洲锥虫病。每年都有数百万人患上这些热带疾病，但是由于它们只会影响经济较不发达的国家，因此研发这些疾病的特效药物很难给制药公司带来丰厚利润。尽管根据剑桥大学史蒂夫·奥利弗（Steve Oliver）的观点，人们已经掌握了这些疾病的病因。在剑桥大学的这项研究中，实验室机器人"夏娃"帮助研发人员加速了研发过程，并降低了研发成本。

　　首先，"夏娃"测试了一系列可能具有活性的分子，并进行了一系列实验，以确定这些分子是如何对致病寄生虫的蛋白质做出反应的。此外，它还测试了这些分子对人类蛋白质的反应。每当"夏娃"发现一种可以攻击寄生虫但对人类无害的分子时，它就会寻找可能对人类有益的类似分子。这样，它在每次测试过程中都会获取到知识，并最终找到了它的目标——甲硫氨酸氨肽酶-2抑制剂（TNP-470）。此前，人们在几项肿瘤学研究中已经对这种分子进行过分析。"夏娃"发现TNP-470也能对抗导致疟疾的寄生虫。到目前为止，"夏娃"的研究结果还停留在体外研究阶段。但如果它的研究结果能在临床研究中得到证实，那么"夏娃"的工作将造福数百万人[6]。药物发现阶段的数字化意味着计算机算法的作用日益重要，有时甚至可以取代化学家的部分工作。这不仅能节省时间，还能节省很多研发经费。

　　在过去的几年里，一些大型制药公司已经启动了许多创新的工作流程和项目，运用数字工具或算法来发现药物。此外，许多创业公司已经开发出创新的商业模式，借助算法研究活性成分。这些企业往往会与大学建立密切的联系，其主要原因是，与开发奖励健康生活方式的App不同，计算机辅助药物发现是一个需要高度专业知识和高科技的领域。这些创业公司将自己定位为"下一代生物科技公司"。中国香港的Insilico，英国伦敦的

Benevolent.ai和牛津的Exscientia，加拿大的DeepGenomics，以及美国硅谷的Atomwise和TwoXAR都属于这类公司。

典型案例：Atomwise

虽然Atomwise还没有开发出一种能够识别新活性成分的智能机器人，但它有望利用其人工智能平台大幅加快药物研发。制药公司必须找到一种在疾病发展过程中起关键作用，且能够与新药发生作用的蛋白质。Atomwise的目标是帮助制药公司识别可能的"作用分子"，即与特定蛋白质相互作用的分子。然后Atomwise利用人工智能从这些"作用分子"中筛选出"导向分子"，即能够以人们期望的方式与特定蛋白质相互作用的分子。Atomwise的算法会对各种活性成分进行检测，并在研究开始前预测它们的临床成功率，这样Atomwise就可以重点测试那些成功率最高的分子。[7]

典型案例：诺华制药

瑞士的诺华制药公司在2017年开始使用虚拟现实头盔帮助开发团队观察潜在活性成分的三维结构。虽然化学家能够在二维电脑屏幕上观察分子结构，并预测潜在活性成分可能会与什么物质结合。但是，他们需要看到这些分子的三维图像才能真正弄清楚潜在活性成分的所有结构。计算机辅助活性成分开发团队的维克托·霍纳克（Viktor Hornak）相信，虚拟现实技术正在改变开发团队内化学家之间的交流[8]。这是因为空间可视化技术可以帮助他们解释自己优化候选药物的方法。借助这种技术，研发人员可以一起"绕着"蛋白质"走"，旋转它，并从各个角度观察它。在诺华公司，研发人员使用的是普通的虚拟现实头盔和控制器，比如应用在电脑游戏中的虚拟现实控制器。他们仅需要在公司内部开发软件。在过去，寻找候选药物可能需要长达3到6年的时间。诺华希望使用这种创新技术来减少药物研发所需的时间。

典型案例：TwoXAR

TwoXAR也是一家希望在人工智能的帮助下优化活性成分开发流程的创业公司。TwoXAR的两位创始人是麻省理工学院的研究人员。他们的名字都是安德鲁·雷丁（Andrew Radin），这也是公司名称的由来，TwoXAR代表着"2×Andrew Radin"的缩写。一号安德鲁是名生物领域的信息技术专家，他开发了TwoXAR的基础技术。为了解释公司多年来的理念，他拿自动驾驶汽车打了个比方。多年来，汽车的研发一直是由工程师推动的。通常情况下，切换视角能促进研发实现飞跃式发展。而在汽车行业，这种飞跃式发展来源于程序员的视角。为了避免致命的车祸，他们的想法不是研发安全带或安全气囊，而是剔除最主要的风险来源——驾驶员。这种视角目前正高速推动着汽车行业的发展。

同样，程序员也在为药物研发领域带来更智慧的答案。2020

年，为寻找新的活性成分，TwoXAR启动了10多个项目。有的项目是由公司独立承担的，有的则是与生物技术或制药公司合作研发的。TwoXAR的合作者有日本参天制药株式会社和美国的Adynxx。

和Atomwise一样，TwoXAR的试验也是数字化的。通过这种实验方法，他们发现了一种分子，它在动物实验中的成功率是通过生物试验方法所确定分子的30倍。在最初的研究中，这家创业公司在治疗类风湿性关节炎方面取得了值得期待的结果。他们很快又在动物实验中取得了成功，这比传统制药企业的进展速度要快得多。未来，我们能从TwoXAR公司收到更多好消息。[9]

在第4章，我们列举了Theranos公司的例子。类似的例子一次次告诫我们，并不是每一个有前途的企业家所做出的承诺都值得相信。那些想利用人工智能辅助药物研发的创业公司，每一个都充满信心，都希望能大幅加快研发进程，并大幅降低成本。然而，在辉瑞公司生物医学信息技术部门工作的奥斯汀·黄（Austin Huang）一直对此持怀疑态度。他指出，"人工智能可以开车，但它并不能自动解决复杂的医疗问题。"[10] 因此，大多数用来发现活性成分的App，是由传统制药公司综合利用其独特的生物和信息技术专业知识研发出来的，他们倾向于把这些专业知识视为一种能为其带来竞争优势的公司机密。尽管如此，只有加快平价药物进入市场的速度，人们才能真正从中受益。

患者招募的数字化

临床研究常常因为一些小问题而失败，其中，最大的困难是招募足够数量的合格患者。仅在癌症免疫治疗领域，2017年就进行了2000多项临床研究，总共需要60万名参与者。但这些研究只招募到了5万名患者[11]。美国国立卫生研究院的一项研究表明，85%的患者不知道他们可以参加临床研究。此外，75%的受访者表示，他们对参加临床研究持开放态度[12]。显然，问题不在于患者不愿意参与，而在于他们缺乏信息。然而，随时关注所有招募参与者的临床研究，对患者和医生来说都是一个挑战。

典型案例：Antidote

创业公司Antidote成立的目的就是优化招募流程，加速临床研究。Antidote首席执行官劳伦特·舒克梅尔（Laurent Schockmel）表示："在过去30年里，医学越来越复杂，也取得了巨大的进步。但让我震惊的是，临床试验的患者招募工作却没有以同样的速度发展。30多年过去了，它仍然是限制医学研究的主要瓶颈之一。我对解决这个问题非常感兴趣。"[13]

Antidote是一个汇集临床研究信息的公司，也是一个全球临床研究信息搜索平台。目前，他们的计算机数据库中存储了涉及700多种疾病的约15000项临床研究。人们可以从中快速搜索到特定的研究项目，患者也可以轻松决定是否有兴趣参与相关研究。由于每个制药公司、每个研发人员都有不同的行事方法，因此，为了创建数据库，Antidote必须定义好描述临床研究的标准。

Antidote的平台向患者免费开放，每月覆盖的人数高达1500万人。为了扩大覆盖面，Antidote与美国肾脏基金会（American Kidney Foundation）等组织展开合作，并随后利用它们的网络让患者了解Antidote。有兴趣参与某项研究的患者会在平台的要求下，输入各自的疾病、住址、年龄和性别。比如，假设有这样一名女性患者，她居住在密苏里州圣路易斯市（St Louis），患有肺癌，年龄为50岁。平台会向她提供600多项她可以参加的项目的信息。如果她不愿参加车程超过30千米的项目，这个数字会减少到70以下。如果这名患者知道是哪种基因突变引发了自己的肺癌，可选研究项目会进一步减少。

对制药公司来说，Antidote提供的服务非常有价值。一般来说，当新活性成分进入研发阶段时，制药公司就会申请专利保护。从这一刻起，就开始计算专利保护期限了。根据国家的不同，公司将有20～25年的时间享受这种活性成分的专利权。在这段时间过后，专利保护期限到期，药物的价格就会大幅降低。药物研发时间平均为10～15年，因此，公司只有10年左右的时间来享受药物的专利权，并利用这段时间收回平均超过20亿美元的研发成本。如果Antidote能够加快研发速度，这将延长公司享受药物专利权的时间。一般来说，招募参与临床研究的患者通常需要数月甚至数年的时间。但Antidote公司在其网站上承诺，它将为制药公司节省下多达六个月的招募时间。[14]"时间就是金钱"这句古老格言在这个行业里尤其正确。Antidote清楚地理解了这一点。

典型案例：IBM Watson

在使用Antidote平台时，患者或医生仍然需要填写检索表格，以找到相关的临床研究，而IBM Watson则采用了基于人工智能的全自动流程。IBM Watson的算法能够搜索患者的电子病历，并将其与在临床试验平台上注册的临床研究进行比较。如果医生有一个罕见疾病患者，他们只需要打开Watson Clinical Trial平台，就可以立即查看到合适的试验列表。这种服务对医生非常有帮助，因为他们往往忙于日常的临床实践，没有时间为特定患者搜索相应的临床研究。

此外，这个工具简化了临床研究中的患者登记过程。一般来说，临床试验是在大学的附属医院进行的。有了IBM Watson，其他医院现在可以更方便地将患者纳入自己的临床研究中。著名的梅奥医学中心的肿瘤科主任史蒂文·阿尔伯茨（Steven Alberts）对IBM Watson很感兴趣。梅奥医学中心与IBM合作，对该算法进行过训练和测试。借助IBM Watson，阿尔伯茨的团队每月能够招募更多的患者参加乳腺癌研究。另外，阿尔伯茨团队的医生指出，IBM Watson简化了招募过程，节省了时间。[15]

典型案例：Science 37

数字健康领域的创业公司Science 37致力于解决患者招募的另一项难题。在美国，超过70%的临床研究潜在参与者居住在距离研究地点两小时以上车程的地方。由于一些研究要求参与者定期到研究现场参与试验，因此，很多参与者不得不为此大费周章，有时一周需要多次从很远的地方赶来参加试验。为此，Science 37开发了一个平台，方便参与者在家里参与研究。Science 37的首席执行官诺亚·克拉夫特（Noah Craft）表示，这有助于解决参与者由于路途遥远而过早退出临床研究的普遍问题。平台的技术基础是一个基于云端的App，其终端设备允许用户进行视频通话和图像交换。参与者将得到详细的信息，并逐步完成研究。必要情况下，参与者可以随时叫来一名调查员协助自己。这种方法的一个优点是，生活在农村地区的患者也可以参加临床研究，而无须承担通勤的负担。这也将减少试验的成本和持续时间。

典型案例：苹果公司

科技巨头苹果公司也推出了一种简化临床研究及其招募程序的解决方案。健康领域的技术已成为这家公司的支柱之一。2019年1月，苹果公司首席执行官蒂姆·库克在接受美国消费者新闻与商业频道（CNBC）电视台采访时自信地表示："我相信在未来，如果你回过头来问这样一个问题，'苹果公司对人类最大的贡献是什么？'，答案将是健康。"[16]苹果公司在2015年推出了ResearchKit平台，以方便制药公司和研究机构进行临床研究。ResearchKit是一个开源框架，研究人员可以使用它来编写自己的App，并将它们发布在苹果商店上，整个过程简单而又安全。与传统的临床研究相比，苹果公司的ResearchKit能给研发人员带来三大好处：方便研究人员招募患者，减少临床研究的费用和精力，提供更准确的观察数据（这是因为参与者可以非常方便地在智能手机上持续输入自己的症状）。

了解一下ResearchKit平台上的mPower小程序，你就能明显感受到这些优势。这款小程序是由美国罗切斯特大学（University of Rochester）与非营利组织SageBionetworks合作开发的。SageBionetworks的团队目前正在使用mPower研究帕金森病的病情进展。

一名叫梅林达·彭卡瓦（Melinda Penkava）的帕金森病患者正在参加这项试验。她是直接通过苹果手机登记的。全球有超过7.2亿人使用苹果手机，他们都可能成为临床研究的参与者。超过16000人报名参与了这项帕金森病研究，其中近15000人有资格参与。这些数字反映出ResearchKit平台确实能够方便研究人员招募患者。患者可以在家中利用自己的智能手机登记报名[17]。

梅林达会在mPower小程序中输入有关她症状的信息，并每天重复进行多次。帕金森病患者的症状在一天内可能变化很大。在传统的临床研究中，梅林达每次都需要前往试验地点输入数据。这样做不仅耗费时间，而且以这种方式所收集的数据，无论在精度还是在收集频率上，都比不上mPower的方式[17]。除了回答问卷，参与者还会在mPower的要求下，在服药前后完成不同的认知和运动任务。比如，有一项任务要求梅林达以尽可能快的速度敲击自己的手机。还有一项测试要求她沿直线行走20步，同时手机上的传感器会测量她的步态。研究人员希望利用这些数据来获得有关帕金森病长期进展的关键知识。

除了此处列出的公司外，另一些创业公司也在积极参与临床试验程序的创新。比如，前面提到的患者网络Patientslikeme现在也在招募临床研究参与者。此外，由80多个政府和商业组织组成的公私伙伴关系——临床试验转型倡议组织（Clinical Trial Transformation Initiative）正在积极引领临床研究程序的改革。

利用数字技术从真实世界数据中获取证据

这里的真实世界数据是指那些不是来自经过严格控制的临床研究的数据，包括常规临床实践中添加到患者电子病历中的诊断结果、实验室检测结果、X射线影像和超声波影像。由健康保险公司维护的账单信息也属于真实世界数据。此外，Fitbits和Apple Watch等可穿戴设备所记录的血压和心率等重要参数，也是来自患者日常生活的真实世界数据。

目前来看，真实世界数据很少用于药物研发，因为它往往以纸质数据的形式存储在医生诊室、医院和健康保险公司的文件柜中。人们没有将这类真实世界数据共享，也从没有对它进行过系统性的收集。真实世界数据的第二个问题是它太过庞杂。与临床研究数据不同，真实世界数据没有明确的起点和终点，也不遵循特定的记述格式。如果将所有的医疗数据聚合起来，我们可以大胆地推测，只有4%的数据是通过临床研究收集的，而剩下的96%都是真实世界数据[18]。认识到这一点很重要，因为临床实践往往不同于临床研究，在实际情况下，患者可能会忘记定期服药，偶尔会错过治疗或药物更换。另外，以往人们很难在临床研究中发现或者研究一些异常现象，如有些患者对治疗的反应异常良好。

电子病历中真实世界数据的数字化和人工智能的使用，使我们现在能够系统地评估过去大多被忽视的数据。真实世界数据的共享和使用是药物研发中最具影响力的转变之一。相对于临床研究数据，真实世界数据具有多重优势，因此，它们在药物研发中越来越受到人们的重视。

真实世界数据能够使人们更好地了解过去

真实世界数据能使我们更好地了解过去，而要想更好地研究重在预防的疾病，人们必须深入研究患者的过去。我们知道，阿尔茨海默病就属于这类疾病。通过凯特·纽曼母亲的故事，我们能够了解阿尔茨海默病患者的最终命运。我们并不知道凯特的母亲是否有机会参与临床试验。如果她参与临床试验，唯一可以研究的症状就是她在确诊之后的症状。但是，如果我们将凯特母亲患病前的病历记录与其他阿尔茨海默病患者的病历记录进行比较，我们就能更加深入地理解这种疾病。比如，阿尔茨海默病患者的基因组中是否存在可以在发病前预测出这种疾病的基因突变？所有阿尔茨海默病患者在确诊前是否都有共同的症状？阿尔茨海默病患者之间是否存在相似的社会人口学特征？真实世界数据能够帮助我们系统地寻找线索，更好地了解疾病及其发展过程，并及早做出诊断。

真实世界数据可以代替对照组

真实世界数据甚至可以在临床研究中发挥作用。绝大多数临床研究都采用随机对照试验的形式。也就是说，参与者要被随机分配到干预组或对照组中，而参与者和医生都不知道具体的分组情况。干预组的患者接受新药物或新的治疗方法，而对照组的患者则接受安慰剂或现行的标准治疗方法。这种方法有很大缺陷：如果疾病会危及患者性命，而新的治疗方法可能非常有效，这就会产生伦理问题。毕竟，有一半的参与者接受的是现行的标准治疗方法，而不是新的、有可能会拯救生命的治疗方法。

这种情况下，真实世界数据就能派上用场。过去的真实世界数据可以用来评估当前的标准治疗方法，研究人员无须在临床研究中设置对照组。这种方法已经应用到了美国肿瘤学试验中，也已经得到了食品药品监督管理局的有条件接受[19]。关键问题是，这些数据是否达到了"监管级别"，也就是说，数据的质量是否达到严格的药品审批程序所规定的标准。生物技术巨头安进公司（Amgen）的副总裁凯西·克里奇洛（Cathy Critchlow）非常认可这种做法：

为了结合实际情况考虑干预组的数据，我们认为，现实世界中没有接受待研究疗法的患者群体与对照组十分相似，我们必须在这个群体中验证和比较治疗反应率和安全性问题。[20]

从真实世界数据中创建对照组，不仅可以节省临床研究成本，还可以加速患者招募，进而加速新药的审批过程。

真实世界数据有助于人们发现旧药的新用途

西地那非发明出来后，人们发现该药物可能会产生一些无法预见的适应证。辉瑞公司最初进行了一项临床研究，来研究西地那非对有胸痛的冠心病患者的疗效。辉瑞公司原本认为，西地那非可以放松心脏血管，减轻胸痛。然而，临床研究并没有证实预期的效果。临床试验参与者不能确认他们的胸痛是否消失，意外的是，他们反映西地那非会促进勃起。后来，一些不明身份的人员闯入临床实验室，偷取了储存在那里的西地那非。此时，辉瑞公司意识到他们无意中挖到了"金矿"。1998年，他们开始以Viagra为名（中国俗名"伟哥"）销售西地那非，用以治疗男性勃起功能障碍。它后来成为世界上最畅销的药物之一。[21]

药物批准总是与临床研究中所评估的特定应用范围（即"适应证"）联系在一起。然而，通常药物除了其最初适应证外，还有其他作用。因为临床研究耗资不菲（平均研发成本在3000万～4000万美元之间）[22]，再加上研究过程漫长，因此，罕见的适应证往往不能得到研究。在这种情况下，尽管缺乏临床证据，医生仍能得到准许将处方药用于超出药品适用范围的其他用途。这就是所谓的"适应证外使用"。这绝不是一种罕见的现象，据估计，大约有20%的药物是在适应证外使用的。如哌唑嗪，这种获批用于治疗高血压的药物，也被用于治疗创伤后应激障碍导致的梦魇症。

有了真实世界数据，人们无须进行耗资不菲的临床研究就能进行低成本的测试，以检验药物的非适应证。这样做的好处在于，人们可以清楚地记录下药物的疗效，并系统地研究它的副作用。此外，这种做法还建立了一个安全的法律框架，从而确保医生有权为新适应证开具这类药物，同时也确保患者有权报销这类药物。美国食品药品监督管理局已经在鼓励制药公司基于真实世界数据评估现有药物的更广泛用途。

真实世界数据可以提高临床研究的成功率

人们很难想到，一些小细节竟能够决定临床研究的持续时间、费用，以及成功与否。参与者的年龄应该在45~65岁之间还是45~75岁之间，这个小小的问题可能决定临床试验的成败。

真实世界数据有助于提高临床试验的效率，从而加快新药的审批。可靠的真实世界数据会优化临床试验的患者招募标准。比如，它们能够按照年龄、性别和其他社会人口学标准进一步细化特定患者群体。此外，真实世界数据还能反映出现行的标准治疗方法对哪些患者的疗效较差或副作用较多。临床研究者可以根据这些发现重点关注这类患者群体，从而提高临床试验的成功率。

真实世界数据能够丰富人们从临床研究中获得的知识

一种药物在患者的真实生活中是如何发挥疗效的，比如当患者忘记按时服药的时候？如果患者同时服用其他药物，会有什么副作用？药物对超重和体重不足的患者是如何发挥作用的？这些问题的答案反映在真实世界数据中。

研究人员在一项临床研究中最多只能研究几千名患者的副作用，而真实世界数据可以记录数百万人的副作用。所以说，真实世界数据能够丰富人们从临床研究中获得的知识。这些知识便于人们发现一些罕见的危险副作用。我们以20世纪60年代的沙利度胺丑闻为例。

2006年，西德意志广播电视台（Westdeutscher Rundfunk）报道了一位勇敢的老师的事迹。这位老师名叫贝贝尔·德罗赫曼（Bärbel Drohmann），她在学生眼里只是一个普通的数学老师。她的同事们形容她"平易近人而又严格"。这名老师在德国中部塞尔姆镇（Selm）的一所中学里工作，她的手臂和手发育不全，但她在学校承担了足量的教学任务[23]。贝贝尔·德罗赫曼是1958—1962年在德国出生的5000多名先天畸形儿童之一。这些先天畸形症是由镇静药沙利度胺引起的，如果孕妇在怀孕早期服用这种药物，就会导致胎儿畸形。但该药物的制造商格兰泰公司（Grünenthal）在研究中并没有发现这些副作用。他们的理由也很充足：为了防止任何影响到胎儿的副作用，孕妇通常被排除在临床研究之外，在沙利度胺的研究中也是如此。

1958年，德国先天畸形儿童数量增加，但德国科学家对致畸原因一无所知。有人怀疑这跟第二次世界大战期间德国进行的核武器试验有关，于是德国议会就这个问题组织了辩论。当时，他们也缺乏可靠的统计数据来证实先天畸形儿童的数量确实增加了。调查人员用了3年时间才确定沙利度胺就是罪魁祸首。直到1961年，这种镇静剂才退出市场。

在可以充分利用真实世界数据的今天，情况是否会有所不同？可以肯定的是，真实世界数据和智能算法可以更快、更精确地建立起沙利度胺的孕期使用与畸形婴儿之间的联系。因此，真实世界数据库可以提高医疗领域的安全性。

尽管真实世界数据有助于药物研发，有助于整个医疗领域，但我们仍然要秉持谨慎态度。原因跟前面一样：这些聚合起来的数据也带来了很多问题。比如，这些数据归谁所有？治疗数据是否归患者的医生和记录这些数据的医院所有？这些数据是否归患者所有？由于聚合健康数据更具有社会意义，因此这些数据是否是一种国家资源？针对这些问题，各国有不同的规定，但也应达成共识。需要明确，首先，医疗数据自然属于患者，患者个人权利必须得到尊重。但是当前有些国家允许医学研究对患者医疗数据做匿名化处理。其次，高质量的数据需要录入、编入数据库中，并且能够由计算机进行分析。毕竟，能够被分析的数据才是有用的数据。

在芬兰和英国，国家层面的数据处理是由国家管理的。而在美国，诊所可以将数据卖给私营企业，由其进行处理和聚合。这正是最能发挥真实世界数据潜力的做法。2016年，美国国会通过了《21世纪治愈法案》（*21st Century Cures Act*），该法案允许食品药品监督管理局认可真实世界数据，以支持现有药物的新用途。该法案还规定，由混合试验开发的新药，食品药品监督管理局可以简化其审批环节。德国的联邦卫生部也在推动医疗保健系统的数字化。德国2019年出台的《数字医疗法案》为德国真实世界数据库的建立奠定了基础，该数据库将覆盖德国7300万拥有法定健康保险的人口。无论各国对真实世界数据问题的讨论结果如何，这些数据都可能在大学的研究部门以及制药公司和生物技术公司中发挥关键作用。几乎所有这些公司都专注于在研发中使用这些数据，很多科技创业公司也在积极开拓这一领域。其中包括Flatiron Health、Hello Heart、Healthbank、Data4Life、Redox、Aetion Health，以及中国的碳云智能。让我们来了解一下其中的两家公司。

Flatiron Health：Flatiron Health在肿瘤领域里拥有非常领先的真实世界数据库。除了用来开发更具针对性的癌症治疗软件方案外，他们的数据库也提供给第三方公司用于研发。在美国，只有大约4%的癌症患者参与临床研究，也就是说，研究人员无法从其余96%的患者身上获取有用的知识。而研究每一个患者的情况是非常有价值的，对药物研发和治疗改进有着极其重要的意义。对创始人纳特·特纳和扎克·温伯格来说，创建Flatiron Health主要出于他们的个人情怀。纳特的表兄弟布伦南在7岁时被诊断出患有一种罕见的白血病。这家人每天都生活在痛苦之中，无力面对这一切。医疗体系的碎片化和行业盛行的孤立思维让纳特感到震惊。纳特和扎克之前创建了一家创业公司，并成功地将其出售给了谷歌。2012年，他们决定再度合作，创建一家为癌症研究提供最丰富数据的公司。

他们开发了一个基于云端的平台来存储癌症患者的电子病历记录。这些资料包括所有的诊断测试结果以及所用药物和治疗方法的信息。此外，平台还集中了多种功能，允许医生和研究人员进行任何必要的评估。

在本书完成之际，这个平台已经录入了超过300万人的数据。近300家医院加入了这个网络，并向它提供重要数据，供2500多名研究人员分析。平台的创始人以及很多健康行业的企业都将这一平台看作研究药效和疗效的重要工具。而且更重要的一点是，他们认为这个平台可以加速研究过程。与此同时，Flatiron Health已经将其服务扩展到真实世界数据库之外。他们现在还为肿瘤临床部门和临床实践提供软件解决方案。罗氏公司注意到了Flatiron Health的巨大潜力，于是在2018年收购了这家公司。尽管如此，Flatiron Health仍然作为一个独立的公司与其他第三方公司合作。收购Flatiron Health，标志着罗氏公司完成了医疗保健行业内对真实世界数据库的最大的一笔投资之一。罗氏公司相信，在未来，可靠的数据将越来越重要。

Aetion Health： 由杰里米·拉森（Jeremy Rassen）和塞巴斯蒂安·施尼维斯（Sebastian Schneeweiss）于2013年创立的创业公司Aetion Health，是这一领域的另一个重要参与者。在纽约市的一次会议上，杰里米解释了Aetion Health这个名字背后的历史：

"Aetion"源于希腊语，是"因果关系"的意思。Aetion Health的使命是发现真实世界数据中蕴含的因果关系，利用信息技术提高重要医疗决策的质量。[24]

与Flatiron Health不同，Aetion Health并不专注于真实世界数据库的建立。相反，它的目标是开发出最好的分析真实世界数据的平台。为此，该公司积极与美国食品药品监督管理局合作。通过Repeat项目，Aetion Health与食品药品监督管理局合作获取了40多项基于真实世界数据的临床研究结果。此外，它还试图预测现有7项基于这类数据的临床研究的结果。如果预测成功，这有可能会对美国药品审批规章产生持久的影响。

精准医疗

从历史的角度来看，制药企业一直都希望开发出风靡全球、适用于最广泛人群的药物，以赚取更多的利润。这种渴望也是制药业发展的重要驱动力。然而，随着人类基因组的解码和分子水平上疾病知识的迅速增长，这一切完全变了。"个性化医疗"，或者也叫作"精准医疗"，走了一条完全相反的道路，试图为更精准的细分群体找到更精准的治疗方法。个性化医疗是建立在特定的分子标准或基因标准的基础之上的，研发人员可根据这些标准提前知道待开发的药物是否可能对特定的患者有效。因此，靠这种方法开发出来的药物未必适用于数百万的患者。

2015年，时任美国总统奥巴马发起了"精准医疗计划"，旨在促进个性化医疗领域的基础研究。他将个性化医疗评价为"最具开创性的医学进步之一"[25]。医生们早就知道，每个患者都应被视为具有独立特征的个体。20世纪初期，奥地利血液学家卡尔·兰德斯坦纳（Karl Landsteiner）发现了ABO血型系统，并因此荣获了诺贝尔生理学或医学奖[1]。实际上，为每种血型的患者输血就是一种个性化医疗。设想一下，当根据患者基因组定制抗癌药物的疗法变得像输血一样简单、一样常见时，医学将是什么样子？个性化医疗提倡"在恰当的时间为恰当的患者提供恰当的治疗"，奥巴马总统注意到了个性化医疗这一理念的巨大潜力。某些领域不断发展的科技正在为最尖端的个性化医疗奠定基础，从而帮助我们实现这一愿望。

数字化无疑会促进个性化医疗的发展。未来，人们甚至有可能开发出定制化的癌症疫苗，或者为单个患者开发嵌合抗原受体T细胞免疫疗法（CAR-T疗法）。当然，人们会将数据、基因图谱与机器从真实世界数据中习得的关联关系结合起来，持续对患者队列进行更精准的定义，进而形成针对特定患者的治疗建议。

破译人类基因组

2003年，人类基因组计划首次完成了对人类基因组的完全测序。这一计划耗时多年，总共耗资约30亿美元。如今，只需要很少的时间就能进行基因筛查，而且价格只有几百美元[26]。遗传信息的获取使人们更清楚地了解患者病情之间的差异。现在人们可以对肿瘤的DNA进行测序，以确定哪种治疗方法最为有效。不同患者的肿瘤有着不同的表面结构，因此才会发生某些疗法对某些患者有效，而对另一些患者无效。2018年，美国联邦医疗保险计划开始为癌症患者的基因筛查支付费用[27]。德国和瑞士也采取了同样的做法。普适性癌症治疗方法（手术、化疗和放疗）的时代已经结束。

计算机处理速度的不断提高和智能算法的不断改进

过去，真实世界数据受到严重忽视，主要原因是它的数据量庞大，难以管理。因此，只有临床研究数据得到了计算机分析。随着计算机处理速度的提高和算法的不断改进，计算机现在可以分析ZB量级的数据，识别其中的模式和关联关系。

目前制药和技术领域的大公司不断促进医学的数字化发展，此外，很多初创科技公司也在积极投身于未来的个性化医疗，其中包括中国的碳云智能（这家公司通过收集海量数据和人工智能分析实现个性化医疗），Biovotion和Encellin（这两家公司利用创新传感器技术对患者进行持续测量），InsightRX和Celcuity（这两家公司能够根据人口统计特征、遗传特征和生物标志物来确定最合适的药物），Freenome（这家公司开发出了用于癌症诊断的创新型血液检测方法），以及Nostos Genomics等。我们先了解一下这一领域的两家创业公司。

Celcuity：Celcuity是由一个经验丰富的管理团队于2012年创建的。其中，兰斯·莱恩（Lance Laing）是一位拥有20多年药物研发经验的生物物理学家，曾任职于诺华制药；布赖恩·沙利文（Brian Sullivan）则拥有丰富的商业经验。在创立Celcuity前，布赖恩·沙利文曾成功地管理和出售了几家医疗公司，他希望Celcuity为自己成就另一段成功履历。现在看来，这个目标已经顺利完成了，因为就在2017年，Celcuity成功在纳斯达克上市。

Celcuity的业务重心是开发癌症测试方法，从而改善癌症靶向药物的疗效。Celcuity会分析患者的癌细胞，从而找到对该患者最有希望的治疗方案。目前，这家公司一直专注于乳腺癌问题，开发了一种可以用来识别人表皮生长因子受体1（HER1）、人表皮生长因子受体2（HER2）和人表皮生长因子受体3（HER3）序列的检测方法，另外，这套方法还能用来评估相应的信号通路是否被异常激活。研究团队相信，这些序列与乳腺癌1号基因（BRCA1）和乳腺癌2号基因（BRCA2）非常相似，可以成为乳腺癌患者治疗的关键指标。

碳云智能：碳云智能的目标是成为"医疗保健服务领域的亚马逊"，目前他们正朝这一目标迈进。如何才能实现这一目标呢？他们的做法是，将生物技术和遗传学知识与代谢物、细菌和生活方式等其他指标相结合，从而对每个人进行量化。他们渴望从内到外了解每一个受试者，包括他们的DNA、信息素、酶和蛋白质。他们使用人工智能算法对这些数据进行管理。

所有这些数据都收集在"觅我"平台上，并用于为该公司的客户开发服务。"觅我"平台提供的建议并不都是治疗方案，比如，可能根据患者的尿液分析结果向他们建议应该服用益生菌来改善皮肤。可能根据患者的DNA分析显示他们有患糖尿病的遗传倾向，因而会建议他们每天进行40分钟的有氧运动。平台甚至会量化患者身体对一杯咖啡或一段运动的反应。通过这些量化，公司构建了个人的数字形象，从而能够更好地评估个人各种活动的影响。

这家公司是由华大基因前首席执行官王俊于2015年创办的。王俊想创造一个全新的平台，不仅能专注遗传领域，还能将所有关于个体的数据汇集在一起。这是他创建数字生命联盟（Digital Life Alliance）的初衷。该联盟是数据聚合公司之间的合作平台。中国、北美和以色列已经有100多万人参与了这个项目。

你可能想知道王俊本人是否也接受了同样的测试。事实上，他每三周抽血检查一次，每天都会提供尿样。那么，他是否完全接受平台在评估后给出的建议呢？对此，他感叹道："我很想这样，但我太忙了。而且每个人都渴望自由。"碳云智能平台就像一个导航系统，如果你完全不遵从导航的提示，没人会阻止你。

公司是如何处理这些个人数据的？王俊认为，一般来说，中国患者比西方国家患者更愿意分享数据。但是，客户有权决定是否将他们的数据匿名后向第三方共享。碳云智能承诺遵守所有国际隐私法。这家公司的创始人始终坚信：更多的数据和更具针对性的疗法会让每个人的生活更加美好。

第三部分

未来医疗保健系统的 5 个支柱

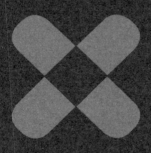

在这一部分，我们将开始探讨21世纪医疗保健系统的发展方向。我们为数字时代医疗保健系统的发展整理出了一些指导原则，我们希望这些清晰而又实用的原则能够对普通民众、医生、患者和其他医疗保健行业的所有参与者有所帮助。在本书的第二部分中，我们结合25种应对模式介绍了数字医疗保健系统中最重要的发展成果，并提供了论题和案例作为支撑。第三部分是本书最后也是篇幅最短的一部分，它会基于前面提到的模式和研究为未来的医疗保健系统勾勒出一个简明的框架。

本部分的核心问题是：在数字时代，建立理想的医疗保健系统的指导原则是什么？能够为所有相关人员，无论是患者还是政策制定者，指明明确方向并确保医疗保健系统稳定发展的主要支柱是什么？根据第二部分的模式和研究论文，我们总结出了指导未来医疗保健系统发展的5个支柱。我们将通过后面的内容做进一步阐述。

第10章 ◀
医患关系的重新定位：患者将获得更多的
权力和责任

本章核心观点：

在数字时代，医疗系统正在逐渐适应患者的新角色。自我医疗的应对模式、医患交流的新渠道和数字疗法都表明：患者对自己的定位正在改变，患者与医疗保健系统之间正在形成一种新的平衡。患者将起主导作用，医生将成为平等医患关系的重要参与者。患者不仅获得了更多的权力，也将承担更多责任。"患者"这个词语将越来越不恰当。未来的"患者"很有可能是一个希望尽可能保持健康的人，并在这个过程中产生健康数据。患者将逐渐成为消费者、生产者和患者的综合体，并拥有更多的自主权。

数字化意味着人们尽可能在各种领域内自我服务、自主决定，这当然也包括医疗保健领域。在数字化转变的过程中，患者的角色也将发生根本性的变化。

英语中的"patient"（患者）这个词语来源于拉丁语，原意是"痛苦"。在现代英语中，"patient"还有一个形容词词性，描述的是一个人能够平静地接受困难或延误。因此，英语中的

"patient"这个词本身就给承受疾病的人赋予了一种被动的角色。此外，这个词语还表达出了患者（承受疾病痛苦的人）和医生（做出决定并采取措施的人）之间的不平等关系。

当前患者的角色正在发生变化，主要体现在两个方面。首先，在"自助式"热潮中，患者扮演了一个更积极、更怀有期望的角色。根据国家和地区的不同，大约50%～80%的患者在就诊前已经通过互联网做了一些调查。互联网正在逐渐改变医疗保健行业的企业和机构，就像印刷术改变了世界一样。互联网也逐渐成为人们获取医学建议的源头。于是，患者承担了更大的责任，渴望在治疗方法方面获得发言权。此外，他们还可以在家中进行检测，从而独立对自己做出诊断，他们还能在虚拟教练的帮助下治疗非传染性疾病，如利用mySugr App治疗糖尿病。其次，从治疗向预防的转变，也在改变患者的角色。

新技术使患者能够比过去更加容易、更加迅速地获取医疗信息。有了电子病历，人们动动指尖就可以随时掌握与自己的健康有关的所有信息。

当个人未来承担更多责任时，医生将扮演怎样的角色呢？我们还需要医生吗？答案是肯定的。但是拥挤的候诊室可能很快就会空空如也。医生会从行政工作中解脱出来，从"白衣天使"转变为健康教练。因此，他们必须转变自己的思维模式。坐在医生对面的患者，在就医前会通过互联网进行充分的调查。患者会掌握主动权，并希望参与医疗决策过程。数字医疗领域的先驱埃里克·托波尔将传统的医患关系称为"名望医学与循证医学的关系"。换句话说，治疗更多的是基于医生的声望，而不是医学上已被证实的事实[1]。医生的活动在未来会变得更加透明。他们不再是希波克拉底时代那种无所不知、近乎神一般的医者。现代医生非常认同患者提前收集疾病信息的行为，并且还会向患者推荐值得信赖的网站。

现在越来越多的患者在网上评价自己从医生那里获得的治疗。在这一方面，他们更像是消费者，而医生则更像是服务提供者。因此。除了提供恰当、有效的治疗服务外，医生还必须花时间解释他们给患者开具的治疗方法。为此，医生要逐渐适应患者，调整自己的语言风格。毕竟，在医患沟通中，何必要用艰涩的拉丁语医学术语呢？

在很多地方，这种语言隔阂已经打破，医生和患者的地位更加平等。医生使用更容易理解的语言，可以使患者对自己的健康更加负责。我们从来没有像今天这样清楚地明白自己的行为习惯会对健康产生积极或消极的影响。非传染性疾病患者患病的原因约一半与其生活方式有关。因此，全社会的人们都要探讨自己的健康责任的问题。我们需要妥善处理个人自由和公民义务的关系，明确何时需要将责任平摊到被保险人群体上，何时由全体纳税人承担以及何时由个人承担。

就像其他专业技术人员一样，医生也必须认识并坦然接受自身知识的局限性。无数的新技术能够帮助医生利用全世界积累的知识做出更好的诊断、选择更适当的治疗方法。比如，现在的皮肤癌扫描仪能够进行自主学习并访问网络，获取数百万张影像信息以及正确或错误的诊断结果。不仅如此，它还能实时吸收知识库中的知识，而如此海量的知识是最好的皮肤科医生一辈子都难以完全掌握的。为了将这些新技术有效地运用在患者身上，医生和机器之间必须互相协调。最终，承担责任的必须是人，而不是机器。

在未来的医疗保健系统中，患者和医生将扮演全新的角色。这种转变不会在一夜之间完成，它是一个漫长的过程，并且早已开始。

第11章 ◄

健康数据与数字基础设施：医疗保健系统的命脉

本章核心观点：

在数字时代，健康数据和数字基础设施会带来大量的机遇，将在很大程度上引领医疗保健系统的发展。为了所有参与者的利益，医疗保健系统的结构必须适当调整，以确保不同参与者以容易、安全、规范、值得信赖的方式进行数据采集和信息交换。人们的隐私必须得到保护。健康数据和数字基础设施将成为21世纪医疗保健系统的命脉，对其生存至关重要。

在未来的医疗保健系统中，有关患者及其疾病、治疗方法的数据将发挥关键作用。这些数据将不再仅仅是治疗过程的副产品，它具有与诊断和药物治疗同等重要的地位，是影响有效治疗的重要因素。很多医学研究也将围绕患者数据展开，这将加快研究进展，并降低研究成本。简而言之，数据是现代医疗保健系统的基石。

为了利用这些数据，我们必须重新考虑数据收集和聚合的方式。我们需要从会计驱动的数据收集转变为以患者为导向的数据收集。目前，大部分的诊断和治疗都是以数字形式记录的，这些数据可以直接发送给健康保险公司，方便其进行计费。这种情况下，诊断信息被简化为患者无法阅读或理解的账单代码。此外，以这种方式收集的信息很难得到使用、聚合或合并，因此，它们也很难得到分析。事实上，医疗保健行业迫切需要对这些数据进行研究，并提高自身的效率。而且这种数据收集方式的重点不在于记录患者的健康状况：整个信息收集系统会根据会计业务的要求进行优化，其目的不是为了更好地记录机器可读的患者健康记录。因此，我们需要新的信息技术解决方案和新的数据收集标准。问题仍然是，在以患者为导向的数据收集过程中，医生应该扮演什么角色。

今天，医生已经在行政工作上花费了太多的时间。在美国，这类工作约占他们工作时间的1/6[1]。在瑞士，情况更是如此，瑞士医生会将50%以上的工作时间用在行政工作上，特别是保存患者记录和输入账单代码这两项工作[2,3]。今后必须简化和加速数据收集工作，这是帮助医生转变角色的关键。

第一个数字化解决方案已经出现，比如Suki数字助手，它能使用语音识别来帮助医务人员。此外，未来的医疗设备，如计算机断层扫描设备和超声影像设备，将直接与患者的电子病历对接。这样，数据在生成后就可以直接、立即发送到电子病历上。传感器技术的进步使人们可以连续收集数据。如今，运动和血压传感器已经集成到手表、健身追踪器和衣服里。未来，我们甚至可以将传感器直接注射到血管中[4]。数据的数量和质量将持续提高。高质量和高分辨率数据是医疗进步的必要先决条件。

除了在患者层面为医学目的收集数据外，数据集的聚合也将发挥重要作用。"聚合"指的是将尽可能多的患者数据集汇集到一个庞大的数据库中，覆盖范围可能是全国，甚至可能是全世界。这样做的原因是，数据库越大，算法根据数据集识别的模式就越有效、越准确。尽可能全面的、质量可靠的、机器可读的健康数据库将成为国家经济的竞争性优势，并促进医疗保健行业的创新。健康数据的二次使用有可能成为行业内创新的推动力。结合中美两国数据驱动型创业公司所扮演的角色，如碳云智能、Flatiron Health、Aetion和TwoXAR，我们可以清楚地发现这一趋势。

在数据分析方面，数字化正在为医疗保健行业开辟无限可能性。因此，基于人工智能的信息技术工具在这个行业是必不可少的，没有它们，我们将无法分析日益庞大的数据库。智能数据分析系统将成为21世纪医疗保健行业的"听诊器"。在这个时代，非传染性疾病的蔓延趋势丝毫不弱于流行病，这使得医疗保健系统不堪重负。而智能数据分析系统可以有效减轻医疗系统的负担。比如，糖尿病App可以监测患者血糖水平的波动，使患者无须定期去初级保健医生那里复诊；智能手表能自动检测高危患者的房颤；算法可以帮助医生解释X射线影像；人工智能可以在基因组数据库中搜索罕见癌症。在日常医疗实践中，类似的例子数不胜数。

这里的一个关键问题是，我们要促进医疗系统中各参与者和患者之间的数据传输。未来，糖尿病App或心率监测器上的信息会转发给全科医生。而且，如同向医生发送检验结果一样，这将成为行业标准做法。当然，只有在相应测量值出现异常时，信息才会立即发送过去。这时，相应的分析工具将自动通知医生，以便他们联系患者，从而提高慢性病患者的护理质量。

来自日常医疗实践的数据（即真实世界数据）对医学研究至关重要。有了这类数据，临床研究中就没有必要再设置对照组（见第9章）。这样，重疾患者在参与临床研究时，就不需要只接受安慰剂了。与此同时，与只针对测试组的临床研究不同，利用真实世界数据开展医学研究能够使研究人员更好地了解药物在日常条件下对大量人群的疗效，这样，医学研究的速度、准确性和安全性会大大提高。

数据保护在医疗数字化的道路上发挥着非常关键的作用。这一点在欧洲体现得更为明显，数据隐私意识在欧洲社会中的根基要比在美国等国家深得多。在生活中的许多领域，我们都会发现有关数据隐私的矛盾心态。而在医疗保健领域，这种矛盾心态实际表达的含义是：如果不知道自己的数据用作何种用途，人们就不想分享这些数据。人们非常看重数据隐私，但他们如果知道自己的数据可以用来帮助自己或其他患者，那么，他们也愿意分享个人数据。另外，如果人们自己得了病，他们往往也会主动在网上分享自己病史的全部细节，目的是向病友寻求建议，甚至只是获得情感支持。德国卫生部部长延斯·斯帕恩（Jens Spahn）在他的书中总结了这一矛盾心态，他指出，"数据隐私是为健康人准备的。"[4]

毫无疑问，健康数据是个人最隐私的信息之一。因此，原则上，个人必须是其健康数据的所有者。我们必须尽可能保障个人的自主权，由个人决定哪些人何时可以访问自己的哪部分健康数据。我们还必须制定安全标准来规范数据交换和数据保护方式，从而使数据能够真正用于研究和分析。医疗数据的通用加密应该成为新标准。今后，患者数据只能以加密的形式进行存储和传输。

任何自愿提供健康数据的人都是在为医学进步作出贡献。而那些不愿分享健康数据的人可能会增加医疗成本，阻碍人们开发出更为有效的治疗方法。循证医学依赖有确证的事实和科学研究的统计结果，因为它们是判断治疗方法是否有效的依据。而要达到这一点，数据至关重要。美国物理学家、统计学家威廉·爱德华兹·丹宁（William Edwards Denning）有句名言："除了上帝，其他人必须用数据说话。"美国管理学家彼得·德鲁克（Peter Drucker）也曾说过："你无法管理你无法衡量的东西。"这个道理同样用于医学领域。数据使人们能够更早地发现、理解和治疗疾病。更准确、更详细、更新的数据，即更好的数据，能够用来改善患者的健康状态。

此外我们必须要回答：医疗保健系统的参与者以何种方式存储数据才能确保各方都能访问这些数据？面向未来的数字基础设施应该具有什么特点？医学技术也必须得到合理的配置和调整，才能在需要时将X射线影像和超声波扫描结果记录到患者的电子病历中。医生、医院、药房和其他医疗服务提供者必须互相合作，才能应对数字化转型的各种挑战。当他们遇到各种难以独自解决的困难并认识到合作带来的优势时，他们才会积极参与合作。

我们需要制定健康数据安全标准，并让所有医疗系统参与者乃至所有云解决方案使用者都遵守这一标准。立法者必须做出决策，将健康数据列为归国家统一存储的公共财产。目前一些重要的问题仍然没有完美的答案，例如，如何保护健康数据不受黑客攻击。针对这一问题，完全加密的患者数据可能会提高数据被盗用的难度。

许多国家的患者和医生仍然对电子病历心存疑虑。因此，卫生政策制定者应该强调电子病历的好处。因为最终，患者是数字医疗系统的最大受益者。

第12章 ◄
精准医疗：专属于患者本人的治疗

本章核心观点：

在数字时代，治疗方式将从标准化的治疗方法向个性化的治疗方法转变。这种个性化治疗是基于已保存的患者全部真实世界数据（血液检测数据、X射线影像、CT影像、MRI影像、组学数据、微生物组和生命体征数据等）而制定的。真实世界数据库有助于持续优化治疗方法，虚拟教练在治疗过程中会根据患者的真实世界数据做出调整，激励患者遵守治疗方案并改变自己的行为习惯。这样，患者会得到更为个性化的医疗服务。

个性化医疗将是未来医疗系统最重要的成果之一。普适性治疗方法的时代已经过去，标准的治疗方法会逐渐被淘汰。今后，人们会根据已经掌握的患者数据和全球医疗知识库为患者制订个性化治疗方案。

有三个方面的进展正在将个性化医疗变为现实。第一，DNA测序技术使人们掌握了每个人的基因"指纹"以及它对个人健康的影响。计算机处理器性能的不断提高使得人们可以更快、更经济地破译基因组密码。另外，分子生物学领域的进展也使得治疗方法能够更加精确地针对特定的患者群体。

第二，存储在各种数据库中的信息（如基因组数据和健身追踪器数据）有助于我们更好、更全面地了解人类及其健康状况，并能帮助我们解答一些重要问题。比如，为什么不同的人对相同的治疗方法会有不同的反应？如何调整治疗方法以达到更好的效果？我们相信，原先的标准化治疗方法会逐渐得到修改、调整，取而代之的将是越来越多的针对不同患者和疾病类型的个性化治疗方法。这种更加个性化的治疗方法会提高治疗的成功率，并降低医疗费用。

第三，人工智能的发展和计算机处理能力的指数级增长是个性化医疗的重要驱动力。越来越智能的算法正在帮助人们加速识别和解释真实世界数据库中的数据模式。未来，成功的制药公司不仅要拥有最优秀的生物学家和化学家，还要有最出色的软件工程师，并得到最优质健康数据库的支持。

那么，我们将从个性化医疗中收获哪些益处？首先最重要的一点是，每个人都会获得更好的治疗。在癌症治疗领域，人们正在更加深入地从分子水平上分析肿瘤，从而确定反应率最好的治疗方法。其次，个性化医疗也会提高治疗效率。目前，患者往往要服用多种药物。在试错法原则下，医生要给患者开具很多药物，有些药物可能对患者完全不起作用。而个性化程度越高，药物和治疗的针对性就越强。个性化医疗将大大提高疗效，并将副作用降至最低。可见，个性化医疗既可以提高成本效率，又能减轻患者的痛苦。

虚拟教练是个性化医疗的另一个特征。它就像私人教练一样，可以满足每个患者的个性化需求。但虚拟教练的功能更丰富，而且价格也更便宜。尤其是在经济不太发达的国家，它能提高个性化医疗的可及性。这类虚拟教练包括用于治疗糖尿病的mySugr，帮助心理疾病患者的虚拟教练Meru Heath，以及能够针对背痛提出个性化锻炼建议并通过摄像头检查患者锻炼动作的Kaia Health App，等等。未来，很多人都会使用到这种虚拟教练。

但个性化医疗也带来了一些重大挑战。个性化医疗需要我们改革现有的药品审批和报销制度。换言之，这些制度必须满足越来越小的患者群体的需求，方便他们能够获取到为自己量身定制的临床预防和治疗服务。我们还需要制定出数字诊断设备方面的规章，并充分重视涉及患者数据隐私和个人自由的问题。比如，我们应如何管理经过收集和系统性分析的所有数据？又比如，为了诊断出患者是否有某种疾病而对其进行基因检查，却意外发现这名患者是其他某种严重遗传疾病的携带者，这种情况下，我们该如何处理？再比如，我们该如何保护患者不想知道的权利？

未来，基因检测和其他医学分析会像今天的血液检测一样，成为诊断的标准程序。在这里，我们可能需要确保基因检测必须始终在医生的监督下进行。政府需要为个人发起的基因检测建立明确的规则和质量标准。基因检测是一项复杂的程序，它往往不能明确地回答一些医学问题，给出非黑即白的结论。例如，假设一名女性和安吉丽娜·朱莉（Angelina Jolie）一样，通过DNA测试发现自己是BRCA1基因携带者，并且知道这种基因会提高患乳腺癌的风险，她该如何应对这种情况？事实上，除了朱莉选择的双乳切除这种激进的方案外，定期的全面检查也可能是一个不错的选择。因此，应该由医生对测试结果进行解释。目前，并不是每一个网上DNA测试都提供这种医学解释，因此，我们应该以一种批判的眼光来看待这类检测。当然，人们也可以通过网络向医生远程咨询检测结果。最重要的是，我们不应让患者独自处理检测结果。此外，立法者必须制定相应的标准，对基因检测和其他复杂检测服务的提供者进行质量管控。随着越来越多的公司进入这个市场，我们必须建立起最低质量标准，并监督企业的合规情况。

同时，我们也不能忽视个性化医疗或精准医疗的经济因素。这越来越成为一个地域性问题。数据库越庞大，数据越全面，数据质量越高，人们从中获得的医学知识也就越丰富，潜在经济效益也就越高，但相应的投入也越高。中国和美国在这场全球竞赛中处于领先地位，并且在逐渐主导这个前景无限的医学新领域。自美国前总统奥巴马决定扶持精准医疗以来，美国投入了2亿美元公共资金，对100多万个人类基因组进行了测序，并将其编入了数据库[1]。在发展精准医疗方面，中国也不甘落后。中国计划在2030年前向这一领域投入600亿元人民币。中国还拥有全球最大的遗传实验室以及最大的人类基因库。庞大的人口规模和人工智能领域的强大竞争力也是中国的优势。另外，中国有别于西方的数据观念确实有助于精准医疗的发展[2,3]。2016年，在欧盟的主导下，国际精准医疗联盟（ICPerMed）成立了（瑞士和加拿大也是该组织的成员）。国际精准医疗联盟汇集了30多个欧洲和国际非营利组织以及欧盟委员会的部门和资助机构，共同研究和分享个性化医疗措施[4]。其宗旨是消除市场的碎片化，并发展可扩展的解决方案和合作伙伴关系，让组织成员在新兴的精准医疗领域发挥领导作用。

　　个性化医疗为医疗系统带来了一种全新的思维模式。数据和临床证据对医疗系统的促进作用越来越明显，让它正在朝着自学习系统迈进，在对抗疾病的过程中，它会变得更加智能。另外，科学发现、高质量的数据库、全面引入的电子病历、医生和虚拟助理之间的合作，这些都是实现个性化医疗的先决条件，需要医疗机构、保险公司、制造商、医生、医院和患者组织之间紧密合作。

第13章

重视疗效和医疗透明度：按效果付费

本章核心观点：

在数字时代，医疗费用将取决于医疗透明度和实际达到的疗效。在未来，患者不是为自己获得的医疗服务付费，而是为服务结果付费。只有出现积极的结果时，患者才会支付医疗费用。患者数据的数字化采集和分享提高了医疗透明度，为实现这一目标奠定了基础。

大多数服务都有这样一个特点，我们事先知道它的价格。无论是去餐厅、理发店还是汽车修理店，我们都知道自己需要支付多少钱。但是在健康这个问题上，我们往往不知道看一次病要花多少钱，或者治疗过程各个环节的费用。在很多国家，比如德国和美国，医疗保险的参保者甚至见不到自己的医疗账单。于是，人们很难了解自己的医疗费用明细。

数字化将提高医疗保健的透明度。我们将提前知晓服务提供者写在发票上的内容。现代癌症用药管理中采用的绩效付费模式，以及美国奥斯卡健保公司、Collective Health等公司的案例表明，数字化可以帮助人们建立具有成本效益的医疗合作网络，形成以患者为中心的激励机制，鼓励医疗保健提供者向患者提供最好的治疗。数字化还有助于曝光医疗保健领域的害群之马。今后，那些不能提供高质量服务的人将很难在行业内生存下去。如果医生的治疗效果不佳，或者患者对他们的评价非常负面，或者治疗费用无缘无故地高于平均水平，那么，医疗保险公司就可以将这样的医生从他们的医疗合作网络中移除。

新的激励机制将带来更合理、更精简的治疗过程。现有的激励机制鼓励医疗服务提供者对患者进行尽可能多的检查，而有些检查完全没有必要。因为，毕竟在很多情况下，检查费用都是由保险公司来承担的。在这样的激励机制下，医生往往会给患者开具尽可能多的药物，而这些药物并不一定满足患者的实际需要。这种激励机制会导致效率极度低下，也不会带来更好的治疗效果。未来，医生和医院会在虚拟助手的帮助下，根据最新的医学成果，制订相应的治疗方案。这将确保患者接受的服务建立在科学证据的基础上。仅在美国，不必要的治疗和检测费用总计高达6000亿美元；而在瑞士，这个数字为20亿瑞士法郎[1,2]。除此之外，因医疗保健系统中各参与者缺乏沟通协调而导致的重复检查也非常高昂。当然，这些费用都是可以报销的。

因此，我们需要建立起一种新的以预防和健康维持为重点的支付机制。它将不再根据医生的检查次数、医疗设备的使用情况和治疗过程来计费，而是用疗效激励他们尽快治愈患者并让他们保持健康。今后，除了医疗服务外，治疗的成功与否也将是决定医疗费用的重要因素。

为此，我们建议将医生、医院、制药公司所获得的费用与治疗成功与否挂钩。不然，全社会将不得不继续为医疗保健支付越来越多的费用，与此同时，人们却无法在健康方面显著受益。

技术解决方案

显然，医疗保健行业的数字化转型带来了巨大的机遇。问题是，谁会从中受益，谁又会为此付出代价？数字化可以帮助我们应对当前医疗系统面临的挑战。基于价值的支付机制可以在不牺牲质量的前提下，帮助人们降低医疗费用。真实世界数据为医学研究开辟了全新的可能性，而高效的临床试验研究将加速医学的进步。虚拟助理将帮助人们过上健康的生活，成为扭转非传染性疾病蔓延趋势的有效武器。远程医疗和生命体征数据跟踪能以相对较低的人力成本向患者提供无缝的医疗服务和诊断跟踪服务，为满足老龄化社会日益增长的护理需求贡献了一种平价的解决方案。例如，数字化工具可以识别老年人是否跌倒并自动发出求救电话，也可以监测老年人是否在按时按量服用药物。

从中受益的不仅仅是发达国家的患者。医疗保健领域的数字化还能提高医疗资源的可及性，这对贫穷或偏远地区尤为重要。发展中国家更能够从这场医疗数字化变革中受益。现在，全世界有34亿人每日收入不足5.5美元，而基于人工智能的诊断和治疗系统能够帮助他们获取医疗保健资源。在不远的将来，发展中国家的购物中心和其他公共场所会出现无人微型诊所（见第5章），它们将为许多人提供适当而又低价的医疗服务。

2020年，肯尼亚和塞内加尔分别有83%和58%的人口会使用互联网[1]。这为发展数字医疗提供了基础。远程医疗的价格适中，而且能够向缺少医疗专家的地区提供医疗保健服务。《世界报》（*Die Welt*）的一篇文章曾对坦桑尼亚远程医疗的一个案例进行过报道，给我们留下了深刻的印象。文章讲的是，当地医生利用显微镜拍摄了一名年轻男子的组织样本，然后通过无线网络通信技术（Wi-Fi）传输给病理学专家，而专家在进行细胞学检查后给出了正确的诊断。整个坦桑尼亚只有30名病理学家，因此世界各地的病理学家，包括德国的专家，都在业余时间志愿帮助他们。如果没有远程医疗，当地医生往往无法分辨出良性和恶性肿瘤。远程医疗每天都在拯救生命，从中受益的不只有坦桑尼亚，还有全球其他国家[2]。未来，虚拟医生的接诊次数可能很快就会超过人类医生。在医疗保健行业的数字化进程中，越来越广泛的患者群体将有机会享受到更优质、更平价的医疗保健服务。

但数字化也带来了亟须我们克服的重大挑战。整个社会需要就医疗保健行业内部的职业操守和责任分配展开讨论。比如，哪些风险必须由个人承担，哪些风险必须由社会承担？在数字医疗保健系统中，患者信息将变得更加公开。这些数据一旦落入不法之徒手里，可能会造成巨大危险。尽可能避免这种情况发生是每个相关参与者的责任。最重要的一点是，我们必须确保医疗保健行业参与者坚持职业操守。例如，即使患者基因分析显示他们更容易患病，或者未来可能支付更高的医疗费用，他们也不应该为此受到歧视。

第14章 ◀
预防医学：上工治未病

本章核心观点：

在数字时代，医疗保健行业将更加重视预防理念。行业内部将依靠筛查和预防，包括诊断跟踪，来开展工作，而不是专注于疾病治疗，并基于这一原则决定投资方向。人们将更加认真地对待健康素养的普及问题，高度重视各个阶段的健康教育工作，尤其是中小学阶段。

数字化是调整医疗保健系统、重点推进疾病预防工作的关键。我们每个人都知道，预防是最好的治疗。在非传染性疾病领域，预防医学和诊断跟踪的地位尤为重要。但是，到目前为止，用于疾病预防方面的支出却非常少，仅占医疗费用的3%。预防医学在现行体制中的地位相对较低，并且薪酬偏低，同时，专科医生收入和名望更高，这使得从事全科医生职业的年轻医生越来越少。另外，更重要的一点是，医生的工作都很繁忙，因此，医生很少有时间开展疾病预防工作。

医疗数字化会给医生腾出更多的宝贵时间，使他们可以积极参与疾病预防工作。未来，虚拟教练会主导慢性疾病的管理，从而减轻医生的负担。数字化追踪器会帮助患者持续记录生命体征数据。通过诊断跟踪，医生从此就可以根据患者的所有情况与他们沟通预防性保健问题。医生将同时担任患者的教练，负责纠正患者的行为习惯，并获取相应的报酬。

此外，我们对健康和疾病的看法也必然会发生改变。未来将不再严格区分健康和患病这两种非黑即白的状态。相反，这两种状态之间会有很多连续的中间状态。我们会根据自己所处的状态对自己进行调整。今后，我们将不会坐等疾病的出现，而是会通过每日的预防性行为干预尽可能保持自己的健康。未来的医疗系统将不会像今天这样，在某个时间点单纯地给患者拍个"健康快照"，仅仅了解患者当时的健康状态，而是使我们能够持续监测自身健康，作为我们日常生活的一部分。通过自动传感器的监测、系统筛查和定期检查，我们可以更早地发现疾病的预警信号，从而改善预防性医疗服务，并降低医疗费用。

数字化也将改变医学研究的视角。医学研究会更加重视疾病的起源问题，从而更好地帮助人们预防疾病。以阿尔茨海默病研究为例，以往人们只能收集确诊患者的数据。现在，所有的电子病历信息都存储在数据库中，研究人员也可以查阅患者过去的情况。这样一来，他们就可以更好地了解哪些因素会影响疾病的发展，并提出相应的预防对策。特别是在心理疾病研究领域，人们可以依据数据序列设计新的预防疗法。这类数据将有可能帮助人们在阿尔茨海默病研究领域取得期待已久的突破。

未来，医生的一个主要挑战将是激励患者采取行为干预措施。尽管统计数据表明特定行为与特定疾病存在关联关系，但人们往往不愿相信这些事实，尤其是涉及自己的个人习惯时。吸烟就是最好的例子。虽然有可靠的科学证据证明了吸烟的害处，而且一系列的控烟活动都在宣传烟草的危害，但在瑞士，仍有1/3的男性有吸烟习惯。健身追踪器和App可以引导和帮助人们养成健康的日常生活习惯，帮助他们做出持久的转变，形成更健康的生活方式。虚拟教练也可以在这方面发挥作用。我们应利用这些机会将我们的医疗体系转变为以预防为主的体系。

很多案例表明，这种转变会降低医疗费用，并减轻疾病的痛苦。在英国，心理疾病的治疗费用超过1000亿英镑。为了预防心理健康问题，英国公共卫生机构与著名的伦敦政治经济学院开展合作，共同设立了几个预防医学项目，并调查了这些项目的投资回报，即这些项目通过消除某些医疗保健成本而省下的资金。调查结果在我们的意料之中：在这8个预防项目中，每投入1英镑，就能在接下来的3年里省下5英镑的医疗费用[1]。

美国也有证据表明，预防医学减轻了医疗系统的压力。《哈佛商业评论》（*Harvard Business Review*）的一个团队花了数年时间，调查了专门从事初级保健医疗的CareMore医疗连锁机构。与大多数医生不同，CareMore的医生与患者的接触非常频繁。

CareMore要求糖尿病患者每周来一次，而不是每个季度来一次。这有助于他们为患者提供更多的医疗服务，激励患者重视预防，从而防止病情恶化。CareMore的患者去急诊科的频率比其他患者低20%。如果这些患者必须接受住院治疗，那么他们的住院时间也比其他患者少10%以上。可以预想，如果这种密切的医护服务能够得到数字技术的帮助，那么它的费用会进一步缩减。数字技术可以使患者更加连续地监测血糖水平，预防腿部溃疡、眼科疾病等后续疾病，从而消除由此带来的高额治疗费用。在CareMore，医生高达35%的报酬是基于患者满意度和积极的治疗结果。CareMore向我们展示了未来医疗体系的运作模式[2]。

非传染性疾病每年给全世界造成的经济损失超过60000亿美元。其中一半的费用是可以通过预防来避免的。因此，我们必须高度重视预防医学，重点研究如何开展预防医学措施来取得长足进步。我们应该通过这些措施为民众创造便利条件，减轻民众的医疗费用负担。只有这样，大多数人口才能享受到预防医学的好处。我们相信，数字工具将在这方面发挥决定性作用。

健康素养课是每个人的必修课程

人们只有控制住影响自己健康的因素时，才能保持自身的健康。要做到这一点，人们首先需要了解健康和疾病方面的知识。向尽可能多的人普及卫生知识，是一项非常重要的任务，也是预防非传染性疾病的最佳方法。研究表明，健康素养越高的人越健康。向公众普及预防医学知识能够给社会和个人带来巨大回报，尤其是在当今这个医疗费用飙升的时代。

因此，我们迫切呼吁各国政府在学校开展健康教育。疾病预防应从小抓起。习惯养成越久，改变起来就越难。目前，普通学校的课程只是简单提及了一些健康知识。我们应该将健康知识编为一门课程，这样才能帮助孩子们成长为医疗体系的有力参与者。健康课会教孩子们明白自己的行为习惯如何影响自身的健康。学校不仅要教学生识别一些"坏影响"，如主动和被动吸烟、过度饮酒等，还要为学生形成健康饮食观念打下基础，使学生懂得什么是健康食品，为什么每天摄入的盐分不应超过5克，以及什么食物含盐量最多。学校食堂也可以通过提供健康、均衡的膳食来帮助学生。当然，食堂也需要不时供应薯条和番茄酱这些不太健康的食物，这毕竟也算是生活的一点小乐趣。

但仅仅靠健康饮食是远远不够的。学校还必须鼓励学生多锻炼身体。目前，学校对锻炼的重视程度还不够高。科学证明，体育锻炼可以降低乳腺癌、糖尿病和心血管疾病的患病风险。而且参加体育锻炼，找点事情做，也会有益于人们的心理健康。但是，当孩子们在老师或家长周围奔跑和玩耍时，他们有时会觉得非常厌烦。这是一种很荒唐的情绪。老师和家长应该积极鼓励这种行为，而不是阻止它。数据显示，全世界80%的学龄儿童没有得到足够时间的锻炼，这是个令人难以接受的事实[3]。体育活动对健康能够产生积极的影响，世界卫生组织的统计数据也证明了这一点。

但我们目前仍然对此毫无作为。我们给学生灌输了那么多生物、化学和物理知识，但很少教他们关注自己的身体，倾听自己身体发出的信号，在营养、享受和锻炼之间达到良好的平衡。从中长期来看，这方面的不作为会给过度扩张的医疗体系带来巨大的额外成本。事实上，我们有机会使年轻人在以后的生活中，免于患上许多非传染性疾病。

做到这一点也很容易。因为在学校里，帮助学生形成健康生活的必要观念并不需要花费太多精力。首先，要提高体育课的地位。学校应该遵循世界卫生组织的建议，保证孩子们每天锻炼至少60分钟[3]。那些全天排满课程的学校，更是应该做到这一点。上课时间如此充裕，为什么不能保证每个孩子每天在学校都有一个小时的锻炼时间呢？为了达到这一目标，我们只需要把其他科目的上课时间缩短几分钟就够了。其次，要培养学生的健康素养。这些知识可以帮助他们在未来的人生中免受很多疾病的痛苦，从而大大减轻社会负担。

另外，健康问题也需要从学校扩展到全社会，成为公众讨论的中心话题。数字医疗带来的许多创新也将引发公众的激烈讨论，需要我们从社会的价值观上进行判断。比如，如何处理海量的数据和应对数据带来的各种可能性？我们的医疗体系应该在多大程度上向预防医学倾斜？是否需要对每个人进行基因筛查，从而消除癌症的遗传风险因素？或者，是否可以为了享受无忧无虑的生活而忽略各种风险因素？这些问题没有一个标准的答案。这取决于我们如何平衡社会的价值观、责任观和自由观。我们所有人，不仅仅是政府官员和医疗公司，都需要参与到这场辩论中来。

我们的医疗体系正在向一个更现代的数字化体系过渡。虽然这个过渡也给我们带来了很多新问题，但我们相信，建立在上述5个支柱基础上的、充满前瞻性的医疗保健系统能够应对人口结构变化和疾病带来的挑战。在医疗数字化的过程中，更多的人将有机会享受到更加优质、更加平价的医疗保健服务。我们应该以乐观的精神把握住这个机会。

参考文献

第 1 章　医学进步带来的消极影响

[1] Riley, J. C. (2005). Estimates of regional and global life expectancy, 1800–2001. *Population and Development Review, 31*(3), 537–543.

[2] Zijdeman, R., & Ribeira da Silva, F. (2015). Life expectancy at birth (total). Amsterdam: IISH Dataverse. Retrieved from https://hdl.handle.net/10622/LKYT53

[3] Field, M. J., & Behrman, R. E. (2003). Assessing health-related quality of life in end-of-life care for children and adolescents.In M. J. Field & R. E. Behrman (Eds.), *When children die: Improving palliative and end-of-life care for children and their families* (p. 41). Washington, DC: National Academies Press.

[4] Tan, S. Y., & Tatsumura, Y. (2015). Alexander Fleming (1881–1955): Discoverer of penicillin. *Singapore Medical Journal, 56*(7), 366.

[5] World Health Organization. (2010). *Statue commemorates smallpox eradication.* Geneva. Retrieved from https://www.who.int/mediacentre/news/notes/2010/small-pox_20100517/en/.

[6] Morgan, A. J., & Parker, S. (2007). Translational Mini-Review Series on Vaccines: The Edward Jenner Museum and the history of vaccination. *Clinical & Experimental Immunology, 147*(3), 389–394.

[7] Statistisches Bundesamt. (2019). Vdek – Basisdaten des Gesundheitswesen 2018/2019. Retrieved from https://www.vdek.com/presse/daten.html

[8] Crimmins, E. M., & Beltrán-Sánchez, H. (2011). Mortality and morbidity trends: Is there compression of morbidity? *Journals of Gerontology Series B: Psychological Sciences and Social Sciences, 66*(1), 75–86.

[9] World Health Organization. (n.d.). Health statistics and information systems. Retrieved from https://www.who.int/healthinfo/global_burden_disease/metrics_ daly/en/. Accessed on January 28, 2020.

[10] Ärztezeitung. (2014). Dialyse: Ein Lebensrettendes Minusgeschäft? Retrieved from https://www.aerztezeitung.de/Politik/Ein-lebensrettendes-Minusgeschaeft-241433. html. Accessed on January 28, 2020.

[11] World Economic Forum. (2019). Thailand gave healthcare to its entire population and the results were dramatic. Retrieved from https://www. weforum.org/agenda/2019/04/thailand-gave-healthcare-to-its-entire-population-and-the-results-were-dramatic/. Accessed on January 8, 2019.

[12] The Guardian. (2019). It's a godsend: The healthcare scheme bringing hope to India's sick. Retrieved from https://www.theguardian.com/global-development/2019/mar/21/godsend-healthcare-scheme-bringing-hope-india-sick-ayushman-bharat. Accessed on January 8, 2020.

[13] CNBC. (2018). Why Medical Bills in the US are so expensive. Retrieved from https://www.youtube.com/watch?v=3NvnOUcG-ZI. Accessed on January 27, 2020.

[14] The Guardian. (2017). The Americans dying because they can't afford medical care. Retrieved from https://www.theguardian.com/us-news/2020/jan/07/americans-healthcare-medical-costs. Accessed on October 1, 2020.

[15] CNBC. (2019). This is the real reason most Americans file for bankruptcy. Retrieved from https://www.cnbc.com/2019/02/11/this-is-the-real-reason-most-americans-file-for-bankruptcy.html. Accessed on January 29, 2020.

[16] Yip, W., Fu, H., Chen, A. T., Zhai, T., Jian, W., Xu, R., Mao, W. (2019). 10 years of health-care reform in China: progress and gaps in Universal Health Coverage. *The Lancet, 394*(10204), 1192–1204.

[17] Tham, T. Y., Tran, T. L., Prueksaritanond, S., Isidro, J. S., Setia, S., &

Welluppillai, V. (2018). Integrated health care systems in Asia: An urgent necessity. *Clinical Interventions in Aging*, *13*, 2527.

[18] US Department of Health & Human Services. (2016). MEPS Data. Retrieved from https://www.registerednursing.org/healthcare-costs-by-age/. Accessed on January 29, 2020.

第 2 章 非传染性疾病令医疗保健系统不堪重负

[1] Kasumov, A. (2018). Soaring health-care costs forced this family to choose who can stay insured. Retrieved from https://www.bloomberg.com/graphics/2018-risking-it-uninsured-family/. Accessed on March 17, 2020.

[2] The World Bank. (2019). 2017 Life expectancy at birth, total (years). Retrieved from https://data.worldbank.org/indicator/SP.DYN.LE00.IN?locations=US&name_desc=true. Accessed on March 17, 2020.

[3] Interpharma. (2019). Grosse Zufriedenheit mit dem Gesundheitswesen. Retrieved from https://www.interpharma.ch/fakten-statistiken/1830-grosse-zufriedenheit-mit-dem-gesundheitswesen. Accessed on March 17, 2020.

[4] AOK Die Gesundheitskasse. (2019). Umfrage belegt Zufriedenheit der Deutschen mit Gesundheitswesen. Retrieved from https://www.aok-bv.de/presse/dpa-ticker/index_22727.html. Accessed on March 17, 2020.

[5] Gallup. (2019). Healthcare System A to Z. Retrieved from https://news.gallup.com/poll/4708/healthcare-system.aspx. Accessed on March 17, 2020.

[6] Xu, K., Soucat, A., Kutzin, J., Brindley, C., Maele, N. V., Toure, H., Cherilova, V. (2018). *Public spending on health: A closer look at global trends*. Geneva: World Health Organization.

[7] World Health Organization. (2015). Current health expenditure as a percentage of gross domestic product (GDP). Retrieved from https://www.who.int/data/gho/data/indicators/indicator-details/GHO/current-health-expenditure-(che)-as-percentage-of-gross-domestic-product-(gdp)-(-).

Accessed on March 28, 2019.

[8] Neue Zürcher Zeitung. (2018). Krankenkasse: Prämien kosten bis zu einen Fünftel des Einkommens. Retrieved from https://nzzas.nzz.ch/wirtschaft/krankenkasse-praemien-kosten-fuenftel-einkommen-ld.1447205. Accessed on June 20, 2018.

[9] Swissinfo. (2017). Health insurance costs keep on rising. Retrieved from https://www.swissinfo.ch/eng/expensive-coverage_health-insurance-costs-keep-on-rising/43553132. Accessed on July 17, 2019.

[10] Statistisches Bundesamt. (2019). Statistisches Jahrbuch 2019 – Kapitel 4 Gesundheit. Retrieved from https://www.destatis.de/DE/Themen/Querschnitt/Jahrbuch/jb-gesundheit.pdf?__blob=publicationFile. Accessed on March 17, 2020.

[11] Tozzi, J. (2018). Employees' share of health costs continues rising faster than wages. *Insurance Journal*. Retrieved from https://www.insurancejournal.com/news/national/2018/10/08/503575.htm. Accessed on October 1, 2020.

[12] Witters, D. (2019). U.S. Uninsured rate rises to four-year high. Retrieved from https://news.gallup.com/poll/246134/uninsured-rate-rises-four-year-high.aspx. Accessed on July 17, 2019.

[13] Dezan Shira & Associates. (2018). China's healthcare reforms underscore market growth. Retrieved from https://www.china-briefing.com/news/healthcare-reforms-underscore-market-growth-china/. Accessed on March 3, 2019.

[14] Fu, W., Zhao, S., Zhang, Y., Chai, P., & Goss, J. (2018). Research in health policy making in China: Out-of-pocket payments in Healthy China 2030. *BMJ, 360*, k234. https://doi.org/10.1136/BMJ.K234

[15] OECD. (2018). Asia Pacific should reduce inequalities in access to care for the most marginalised groups. Retrieved from https://www.oecd.org/

health/asia-pacific-should-reduce-inequalities-in-access-to-care-for-the-most-marginalised-groups.htm. Accessed on January 10, 2020.

[16] Koopman, R. J., Mainous, A. G., Diaz, V. A., & Geesey, M. E. (2005). Changes in age at diagnosis of type 2 diabetes mellitus in the United States, 1988 to 2000. *Annals of Family Medicine*, *3*(1), 60–63.

[17] Bundesamt für Öffentliche Gesundheit. (2016). *Faktenblatt Nichtübertragbare Krankheiten*. Bern: Eidgenössisches Departement des Innern.

[18] Cigna Health Insurance. (2015). From sick care to health care: Building a sustainable system. Retrieved from https://3blmedia.com/News/Cignas-Second-Annual-CR-Report-Highlights-Cignas-Leadership-Helping-Build-Sustainable-Health. Accessed on March 25, 2019.

[19] Bloom, D. E., Cafiero, E., Jané-Llopis, E., Abrahams-Gessel, S., Bloom, L. R., Fathima, S., O'Farrell, D. (2012). *The global economic burden of noncommunicable diseases*. Working Paper No. 8712. Program on the Global Demography of Aging.

[20] Institute for Health Metrics and Evaluation. (2017). *Global Burden of Disease Study 2016 (GBD 2016) Results*. Seattle, WA: Institute for Health Metrics and Evaluation.

[21] Suliman, A. (2016). Paging all the doctors: The looming public health crises threatening to take down China's health care system. Retrieved from https://qz.com/756585/diabetes-is-chinas-next-public-health-crises/. Accessed on March 25, 2019.

[22] Wang, F. (2017). China's Diabetes Problem: From 1% to 10% in 36 years. *The Wall Street Journal*. Retrieved from https://blogs.wsj.com/ chinarealtime/2016/11/14/chinas-diabetes-problem-from-1-to-10-in-36-years/. Accessed on March 9, 2019.

[23] OECD. (2015). *Health at a Glance 2015: OECD Indicators*. Paris: OECD Publishing. http://dx.doi.org/10.1787/health_glance-2015-en.

[24] López-Olmedo, N., Popkin, B. M., Smith Taillie, L., & Taillie, L. S. (2018). The socioeconomic disparities in intakes and purchases of less-healthy foods and bever-ages have changed over time in Urban Mexico. *Journal of Nutrition, 148*(1), 109–116.

[25] Watson, K., & Treanor, S. (2016). The Mexicans dying for a fizzy drink. *BBC News*. Retrieved from https://www.bbc.com/news/magazine-35461270. Accessed on September 3, 2019.

[26] Gagnon-Arpin, I., Verdejo, J., Sutherland, G., Dobrescu, A., Villa, G., Habib, M., Suarez, S. (2017). Modelling the burden of cardiovascular disease in Mexico and the impact of reducing modifiable risk factors. *Value in Health, 20*(2017), A399–A811.

[27] OECD. (2016). OECD Reviews of Health Systems: Mexico Report. Retrieved from https://www.oecd-ilibrary.org/docserver/9789264230491-en. pdf?expires=1553518870&id=id&accname=ocid195658&checksum=A5A9 6C71B36E03434ED65B048493D21D. Accesseds on March 25, 2019.

[28] Lorenzoni, G., Azzolina, D., Gafare, C. E., Gregori, D., & Lobjeois, E. (2017). Eating patterns in Mexico and obesity in children: Results from the NutriRun project. *Archivos Latinoamericanos de Nutrición*, 67. Retrieved from https://search. proquest.com/docview/2076974624?accou ntid=28962

第 3 章　数字化将是医疗保健系统成功的关键因素

[1] Neue Züricher Zeitung. (2018). Krankenkasse: Prämien kosten bis zu einem Fünftel des Einkommens. Retrieved from https://nzzas.nzz. ch/wirtschaft/krankenkasse-praemien-kosten-fuenftel-einkommen-ld.1447205. Accessed on June 20, 2019.

[2] Yun, Y., Rhee, Y. S., Kang, I. O., Lee, J. S., Bang, S. M., Lee, W. S., Hong, Y. S. (2005). Economic burden and quality of life of family caregivers of

cancer patients. *Oncology*, *68*(2–3), 107–114.

[3] World Health Organisation. (2018). Key Facts Sheet Cancer. Retrieved from https://www.who.int/en/news-room/fact-sheets/detail/cancer. Accessed on March 21, 2018.

[4] Drewnowski, A., & Popkin, B. M. (1997). The nutrition transition: New trends in the global diet. *Nutrition Reviews*, *55*, 31–43.

[5] World Health Organization. (2010). *Global status report on noncommunicable diseases 2010*. Geneva: World Health Organization.

[6] Burger, M., Bröstrup, A., & Pietrzik, K. (2000). Abschlussbericht zum Forschungsvorhaben Alkoholkonsum und Krankheiten. Im *Auftrag des Bundesministeriums für Gesundheit. Schriftenreihe des Bundesministeriums für Gesundheit* (Vol. 134). Baden-Baden: Nomos.

[7] World Health Organization. (2014). *Global Status Report on NCDs*. Geneva: World Health Organization.

[8] World Health Organization. (2017). *Noncommunicable Diseases Progress Monitor*. Geneva: World Health Organization

[9] Gmeinder, M., Morgan, D., & Mueller, M. (2017). *How much do OECD countries spend on prevention?* OECD Health Working Papers No. 101. OECD Publishing, Paris. https://doi.org/10.1787/f19e803c-en

[10] Ärzteblatt. (2018). Männer weiter Vorsorgemuffel. Retrieved from https://www. aerzteblatt.de/nachrichten/98922/Maenner-weiter-Vorsorgemuffel. Accessed on March 9, 2019.

[11] Cheng-Tek Tai, M. (2012). Medical Ethics: An oriental understanding of health, *Tzu Chi Medical Journal*, *24*, 92e95. https://doi.org/10.1016/j.tcmj.2012.02.010

[12] Naik, A. (2017). Paying the doctors as long as they keep you healthy. Retrieved from http://ashwinnaik.com/blog/2017/03/03/paying-the-doctors-as-long-as-they-keep-you-healthy/. Accessed on March 26, 2019.

[13] European Commission. (2019). Sweden Healthcare. Retrieved from https://ec. europa.eu/social/main.jsp?catId=1130&langId=en&intPage Id=4809. Accessed on July 18, 2019.

[14] Nordenram, G. (2012). Dental health – Health in Sweden: The National Public Health Report 2012. Chapter 16. *Scandinavian Journal of Public Health*, *40*(Suppl 9), 281–286.

[15] Health Promotion Board. (2019). Annual Report 2018/2019. Retrieved from https://www.hpb.gov.sg/docs/default-source/annual-reports/hpb-annual-report-2018_2019.pdf?sfvrsn=df71c372_0. Accessed on January 20, 2019.

[16] Phan, T. P., Alkema, L., Tai, E. S., Tan, K. H., Yang, Q., Lim, W. Y., Chia, K. S. (2014). Forecasting the burden of type 2 diabetes in Singapore using a demographic epidemiological model of Singapore. *BMJ Open Diabetes Research and Care*, *2*(1), e000012.

[17] Bloomberg. (2019). These are the worlds' healthiest nations. Retrieved from https://www.bloomberg.com/news/articles/2019-02-24/spain-tops-italy-as-world-s-healthiest-nation-while-u-s-slips. Accessed on December 16, 2019.

[18] Lawrence,D.,Shah,A.K.,Lee,E.K.,Conway,S. J.,Ramkumar,M.K., James,H. J.,Ashar, B. H. (2018). Primary care provider preferences for communication with inpatient teams: One size does not fit all. *Journal of Hospital Medicine*, *13*(3), 177.

[19] European Commission. (2012). *Study on enhancing procurement of ICT solutions for healthcare*. Belfast/Bonn: European Commission.

[20] New England Healthcare Institute. (2010). A matter of urgency: Reducing emergency department overuse. Retrieved from https://www.nehi.net/writable/publication_files/file/nehi_ed_overuse_issue_brief_032610finaledits.pdf. Accessed on March 28, 2019.

[21] Truven Health Analytics. (2013). *Preventing* unnecessary ER visits to reduce health care costs. Retrieved from http://truvenhealth.com/media-room/press-releases/detail/prid/113/Study-Finds-Most-Emergency-Room-Visits-Made-by-Privately-Insured-Patients-Avoidable. Accessed on March 28, 2019.

[22] Caldwell, N., Srebotnjak, T., Wang, T., & Hsia, R. (2013). How much will I get charged for this? Patient charges for top ten diagnoses in the Emergency Department. *PLOS ONE*, *8*(2), e55491. https://doi.org/10.1371/journal.pone.0055491

[23] Hawkins,M.(2017).Survey of physician appointment wait times.Retrieved from https://www.merritthawkins.com/uploadedFiles/MerrittHawkins/Content/Pdf/mha2017 waittimesurveyPDF.pdf?source=post_page. Accessed on July 25, 2019.

[24] Irving, G., Neves, A. L., Dambha-Miller, H., Oishi, A., Tagashira, H., Verho, A., & Holden, J. (2017). International variations in primary care physician consultation time: a systematic review of 67 countries. *BMJ Open*, *7*(10), e017902.

[25] Medinside. (2017). Assistenzärzte: 90 Minuten am Patientenbett. Retrieved from https://www.medinside.ch/de/post/assistenzaerzte-90-minuten-am-patientenbett. Accessed on June 15, 2020.

[26] Woolhandler, S., & Himmelstein, D. U. (2014). Administrative work consumes one-sixth of US physicians' working hours and lowers their career satisfaction. *International Journal of Health Services*, *44*(4), 635–642.

[27] Netflix. (2019). 2018 Annual Report. Retrieved from https://s22.q4cdn.com/959853165/files/doc_financials/annual_reports/2018/Form-10K_Q418_Filed. pdf. Accessed on January 1, 2020.

[28] Densen, P. (2011). Challenges and opportunities facing medical education. *Transactions of the American Clinical and Climatological Association*, *122*, 48.

[29] Bloom, D. E., Cafiero, E., Jané-Llopis, E., Abrahams-Gessel, S., Bloom, L. R., Fathima, S., O'Farrell, D. (2012). *The global economic burden of noncommunicable diseases*. Working Paper No. 8712. Program on the Global Demography of Aging.

第 4 章　自助医疗

[1] Bertelsmann Stiftung. (2018). *Das Internet: Auch Ihr Ratgeber für Gesundheitsfragen? Bevölkerungsumfrage zur Suche von Gesundheitsinformationen im Internet und zur Reaktion der Ärzte.* Gütersloh: Bertelsmann Stiftung.

[2] Doherty-Torstrick, E. R., Walton, K. E., & Fallon, B. A. (2016). Cyberchondria: Parsing health anxiety from online behavior. *Psychosomatics, 57*(4), 390–400.

[3] Mitteldeutscher Rundfunk. (2018). Was "DR. GOOGLE" mit uns macht. Retrieved from https://www.mdr.de/wissen/dr_google_macht_uns_krank-100.html. Accessed on January 15, 2020.

[4] World Health Organization. (2013). *The solid facts: Health literacy*. Geneva: World Health Organization.

[5] Babylon Health. (2013). NHS 111 powered by Babylon Outcomes evaluation. Retrieved from https://assets.babylonhealth.com/nhs/NHS-111-Evaluation-of-outcomes.pdf. Accessed on January 16, 2020.

[6] Topol, E. (2019). Why doctors should organize. *The New Yorker*. Retrieved from https://www.newyorker.com/culture/annals-of-inquiry/why-doctors-should-organize. Accessed on March 1, 2020.

[7] Wicks, P., Massagli, M., Frost, J., Brownstein, C., Okun, S., Vaughan, T., Heywood, J. (2010). Sharing health data for better outcomes on PatientsLikeMe. *Journal of Medical Internet Research, 12*(2), e19.

[8] Alivecor. (2020). Clinicians. Retrieved from https://clinicians.alivecor.com/. Accessed on January 16, 2020.

[9] Medpage Today. (2018). Apple Watch 'should not mean a wearable physician'. Retrieved from https://www.medpagetoday.com/cardiology/arrhythmias/75650. Accessed on January 16, 2020.

[10] Forbes. (2019). Healthy.io raises $60 million Series C and receives FDA clearance for smartphone-based diagnostic test. Retrieved from https://www.forbes.com/sites/james-somauroo/2019/09/12/healthyio-raises-60m-series-c-and-receives-fda-clearance-for-smartphone-based-diagnostic-test/#101139c028b1. Accessed on January 16, 2020.

[11] Roberts, J. S., Gornick, M. C., Carere, D. A., Uhlmann, W. R., Ruffin, M. T., & Green, R. C. (2017). Direct-to-consumer genetic testing: user motivations, decision making, and perceived utility of results. *Public Health Genomics*, *20*(1), 36–45.

[12] Pitkin, F., Watson, L. A., & Foster, R. (2017). Direct to consumer laboratory testing: A review. *Annals of Clinical and Laboratory Research*, *5*, 2.

[13] Ioannidis, J. P. (2016). Stealth research and Theranos: Reflections and update 1 year later. *JAMA*, *316*(4), 389–390.

[14] Wiggins, A., & Wilbanks, J. (2019). The rise of citizen science in health and biomedical research. *The American Journal of Bioethics*, *19*(8), 3–14.

第 5 章　数字化的医患关系

[1] Hellin, T. (2002). The physician–patient relationship: Recent developments and changes. *Haemophilia*, *8*(3), 450–454.

[2] Hao, H. (2015). The development of online doctor reviews in China: An analysis of the largest online doctor review website in China. *Journal of Medical Internet Research*, *17*(6), e134.

[3] Practo. (2019). Your home for health. Retrieved from https://www.practo.com/company/about. Accessed on January 20, 2020.

[4] Docplanner. (2019). Making the healthcare experience more human.

Retrieved from https://www.docplanner.com/about-us. Accessed on January 20, 2020.

[5] MobiHealthNews. (2018). 95 Prozent of Americans find online doctor reviews reliable, survey suggests. Retrieved from https://www.mobihealthnews.com/content/95-americans-find-online-doctor-reviews-reliable-survey-suggests. Accessed on January 20, 2020.

[6] Globe and Mail. (2018). Doctors can pay to hide negative reviews on websites like RateMDs.com. Should we use them? Retrieved from https://www.theglobeandmail.com/life/health-and-fitness/article-doctors-can-pay-to-hide-negative-reviews-on-websites-like-ratemdscom/. Accessed on January 20, 2020.

[7] Hong, Y. A., Liang, C., Radcliff, T. A., Wigfall, L. T., & Street, R. L. (2019). What do patients say about doctors online? A systematic review of studies on patient online reviews. *Journal of Medical Internet Research*, *21*(4), e12521.

[8] Sweeney, V. (2015). Doctor on demand review. *Youtube 13.02.2015.* Retrieved from https://www.youtube.com/watch?v=sxP5EahPQuE. Accessed on January 20, 2020.

[9] Singh, A. P., Joshi, H. S., Singh, A., Agarwal, M., & Kaur, P. (2018). Online medical consultation: A review. *International Journal of Community Medicine and Public Health*, *5*(4), 1230–1232.

[10] Harvard Business School Forum. (2015). Yisheng, C. China's DoctorOnDemand app. Retrieved from https://www.hbs.edu/openforum/openforum.hbs.org/goto/challenge/understand-digital-transformation-of-business/chunyu-yisheng-china-s-doctorondemand-app.html. Accessed on January 20, 2020.

[11] BBC. (2019). Would you be hAppy to see your doctor online? Retrieved from https://www.bbc.com/news/business-47196286. Accessed on

January 20, 2020.

[12] Forbes. (2019). AI will not replace doctors, but it may drastically change their jobs. Retrieved from https://www.forbes.com/sites/ forbestechcouncil/2019/03/15/ai-will-not-replace-doctors-but-it-may-drastically-change-their-jobs/#140a576f636a. Accessed on January 20, 2020.

[13] Brady, A. P. (2017). Error and discrepancy in radiology: Inevitable or avoidable? *Insights into Imaging, 8*(1), 171–182.

[14] Technode. (2016). AliHealth invests $34m in Medical Imaging Services Company Wlycloud. Retrieved from https://technode.com/2016/03/30/ alihealth-invests-wlycloud/. Accessed on January 20, 2020.

[15] World Bank. (2018). Nearly half the world lives on less than $5.50 a day. Retrieved from https://www.worldbank.org/en/news/press-release/2018/10/17/nearly-half-the-world-lives-on-less-than-550-a-day. Accessed on May 1, 2020.

[16] Muse, E. D., Godino, J. G., Netting, J. F., Alexander, J. F., Moran, H. J., & Topol, E. J. (2018). From second to hundredth opinion in medicine: A global consultation platform for physicians. *NPJ Digital Medicine, 1*(1), 55.

[17] Zion Market Research. (2018). *Global E-Pharmacy market will reach USD 107.53 billion by 2025*. Retrieved from https://www.zionmarketresearch.com/ news/com-pounding-pharmacies-market. Accessed on January 20, 2020.

[18] Swissmedic. (2019). Swissmedic Leitfaden Arzneimittel aus dem Internet. Retrieved from https://www.swissmedic.ch/swissmedic/de/ home/humanarzneimittel/marktue-berwachung/arzneimittel-aus-dem-internet/leitfaden-arzneimittel-aus-dem-internet. html. Accessed on April 20, 2020.

[19] U.S. Food and Drug Administration. (2019). Internet pharmacy warning letters. Retrieved from https://www.fda.gov/drugs/drug-supply-chain-

integrity/internet-pharmacy-warning-letters. Accessed on April 20, 2020.

[20] Zhang, L., Zakharyan, A., Stockl, K. M., Harada, A. S., Curtis, B. S., & Solow, B. K. (2011). Mail-order pharmacy use and medication adherence among Medicare Part D beneficiaries with diabetes. *Journal of Medical Economics*, *14*(5), 562–567.

[21] Fernandez, E. V., McDaniel, J. A., & Carroll, N. V. (2016). Examination of the link between medication adherence and use of mail-order pharmacies in chronic disease states. *Journal of Managed Care & Specialty Pharmacy*, *22*(11), 1247–1259.

[22] Schmittdiel, J. A., Karter, A. J., Dyer, W., Parker, M., Uratsu, C., Chan, J., & Duru, O. K. (2011). The comparative effectiveness of mail order pharmacy use vs. local pharmacy use on LDL-C control in new statin users. *Journal of General Internal Medicine*, *26*(12), 1396–1402.

[23] Waddington, C., & Egger, D. (2008), "Integrated Health Services – What and why?" WHO Department of Health System Governance and Service Group, Technical Brief No. 1, May 2008. World Health Organization, Geneva.

[24] MobiHealthNews. (2019). Ping An Good Doctor launches commercial operation of One-minute Clinics in China. Retrieved from https://www.mobihealthnews.com/news/asia-pacific/ping-good-doctor-launches-commercial-operation-one-minute-clinics-china. Accessed on January 21, 2020.

[25] Frost & Sullivan. (2016). 2016 China Hospital Outlook. Retrieved from https://cds. frost.com/p/44959#!/ppt/c?id=P827-01-00-00-00. Accessed on January 21, 2020.

第 6 章　数字疗法

[1] eMarketer. (2019). Digital Ad Spending 2019. Retrieved from https://

www.emarketer. com/content/global-digital-ad-spending-2019. Accessed on January 21, 2020.

[2] Meru Health. (2020). Testimonials. Retrieved from https://www. meruhealth.com/testimonials-all. Accessed on January 21, 2020.

[3] Dascal, J., Reid, M., IsHak, W. W., Spiegel, B., Recacho, J., Rosen, B., & Danovitch, I. (2017). Virtual reality and medical inpatients: A systematic review of randomized, controlled trials. *Innovations in Clinical Neuroscience*, *14*(1–2), 14.

[4] Maples-Keller, J. L., Bunnell, B. E., Kim, S. J., & Rothbaum, B. O. (2017). The use of virtual reality technology in the treatment of anxiety and other psychiatric disorders. *Harvard Review of Psychiatry*, *25*(3), 103.

[5] Cnet. (2018). VR could be your next painkiller. Retrieved from https:// www.cnet. com/news/virtual-reality-at-hospitals-could-be-your-next-painkiller/. Accessed on January 21, 2020.

[6] Mindmaze. (2020). Empowering the human brain to heal. Retrieved from https://www.mindmaze.com/mindmotion/. Accessed on January 21, 2020.

[7] Nicholl, B. I., Sandal, L. F., Stochkendahl, M. J., McCallum, M., Suresh, N., Vasseljen, O., Mair, F. S. (2017). Digital support interventions for the self-management of low back pain: A systematic review. *Journal of Medical Internet Research*, *19*(5), e179.

[8] Dobson, R., Whittaker, R., Pfaeffli Dale, L., & Maddison, R. (2017). The effectiveness of text message-based self-management interventions for poorly-controlled diabetes: A systematic review. *Digital Health*, 3, 2055207617740315.

[9] Rose, T., Barker, M., Jacob, C. M., Morrison, L., Lawrence, W., Strömmer, S., Baird, J. (2017). A systematic review of digital interventions for improving the diet and physical activity behaviors of adolescents. *Journal of Adolescent Health*, *61*(6), 669–677.

[10] Wahle, F., Bollhalder, L., Kowatsch, T., & Fleisch, E. (2017). Toward the design of evidence-based mental health information systems for people with depression: A systematic literature review and meta-analysis. *Journal of Medical Internet Research, 19*(5), e191.

[11] Morrison, D., Wyke, S., Agur, K., Cameron, E. J., Docking, R. I., MacKenzie, A. M., Mair, F. S. (2014). Digital asthma self-management interventions: A systematic review. *Journal of Medical Internet Research, 16*(2), e51.

[12] Unni, E., Gabriel, S., & Ariely, R. (2018). A review of the use and effectiveness of digital health technologies in patients with asthma. *Annals of Allergy, Asthma & Immunology, 121*(6), 680–691.

[13] Ma, T., Sharifi, H., & Chattopadhyay, D. (2019). Virtual humans in health-related interventions: A meta-analysis. In *Extended Abstracts of the 2019 CHI conference on human factors in computing systems*, Glasgow, Scotland (pp. 1–6).

[14] Waltz, E. (2018). Pear Approval signals FDA readiness for digital treatments. *Nature Biotechnology, 36*, 481–482. doi:10.1038/nbt0618-481

[15] MobiHealthNews. (2019). Fragmentation, regulations pose unique challenges for Europe's digital health market. Retrieved from https://www.mobihealthnews.com/news/fragmentation-regulations-pose-unique-challenges-europes-digital-health-market. Accessed on January 21, 2020.

[16] European Comission. (2018). Privacy Code of Conduct on mobile health apps. Retrieved from https://ec.europa.eu/digital-single-market/en/privacy-code-conduct-mobile-health-apps. Accepted on January 21, 2020.

[17] World Health Organization. (2003). *Adherence to long term therapies: Evidence for action*. Geneva: World Health Organization.

[18] Watanabe, J. H., McInnis, T., & Hirsch, J. D. (2018). Cost of prescription drug-related morbidity and mortality. *Annals of Pharmacotherapy, 52*(9),

829–837.

[19] Proteus Digital Health. (2019). Proteus Digital Health® DigiMeds Data Demonstrates 99Prozent of Hepatitis C Patients at High Risk for Nonadherence Achieved a Cure. Retrieved from https://www.proteus. com/press-releases/proteus-digital-health-digimeds-data-demonstrates-99-of-hepatitis-c-patients-at-high-risk-for-nonadherence-achieved-a-cure/. Accessed on January 22, 2020.

[20] Thompson, D. (2019). Interview during CB Future of Digital Health Conference, New York.

第 7 章　个人健康数据和数据安全

[1] Frieden, T. R. (2017). Evidence for health decision making: Beyond randomized, controlled trials. *New England Journal of Medicine*, *377*(5), 465–475.

[2] Kassell, L., Hawkins, M., Ralley, R., & Young, J. (2019). *History of medical records: A critical introduction to the casebooks of Simon Forman and Richard Napier*, 1596–1634. Retrieved from https://casebooks.lib. cam.ac.uk/astrological-medicine/history-of-medical-records. Accessed on December 9, 2019.

[3] Opentext. (2017). The history of Heath Information Management: From then to now. Retrieved from https://blogs.opentext.com/history-heath-information-management-now/. Accessed on January 22, 2020.

[4] Aravind. (2019). *Evolution of Medical Records, development and its importance*. Retrieved from http://old.aurosiksha.org/ebook/medical_records_chapter1.html. Accessed on January 22, 2020.

[5] Swan, M. (2013). The quantified self: Fundamental disruption in big data science and biological discovery. *Big Data*, *1*(2), 85–99.

[6] Siemens Healthineers. (2015). Smart use of Big Data: The key to the

future. Retrieved from https://www.siemens-healthineers.com/en-be/news/ mso-big-data-and-healthcare-2. html. Accessed on January 22, 2020.

[7] Andreu-Perez, J., Poon, C. C., Merrifield, R. D., Wong, S. T., & Yang, G. Z. (2015). Big data for health. *IEEE Journal of Biomedical and Health Informatics*, *19*(4), 1193–1208.

[8] Fortune. (2016). Here's how IBM Watson Health is transforming the Health Care Industry. Retrieved from https://fortune.com/longform/ibm-watson-health-business-strategy/. Accessed on January 22, 2020.

[9] Quintero, D., & Lee, F. (2019). *IBM reference architecture for high performance data and AI in healthcare and life sciences*. Armonk: IBM Corporation.

[10] Dinov, I. D. (2016). Volume and value of big healthcare data. *Journal of Medical Statistics and Informatics*, *4*, 1–7.

[11] Nature. (2019). The future of electronic health records. Retrieved from https://www.nature.com/articles/d41586-019-02876-y. Accessed on January 22, 2020.

[12] Arndt, B. G., Beasley, J. W., Watkinson, M. D., Temte, J. L., Tuan, W. J., Sinsky, C. A., & Gilchrist, V. J. (2017). Tethered to the EHR: Primary care physician workload assessment using EHR event log data and time-motion observations. *The Annals of Family Medicine*, *15*(5), 419–426.

[13] Spil, T., & Klein, R. (2014). Personal health records success: Why Google Health failed and what does that mean for Microsoft Health Vault? In *47th Hawaii international conference on system sciences*, Hawaii (pp. 2818–2827).

[14] Safran, C., Bloomrosen, M., Hammond, W. E., Labkoff, S., Markel-Fox, S., Tang, P. C., & Detmer, D. E. (2007). Toward a national framework for the secondary use of health data: An American Medical Informatics Association White Paper. *Journal of the American Medical Informatics*

Association, *14*(1), 1–9.

[15] Koczkodaj, W. W., Mazurek, M., Strzałka, D., Wolny-Dominiak, A., & Woodbury-Smith, M. (2019). Electronic health record breaches as social indicators. *Social Indicators Research*, *141*(2), 861–871.

[16] Domas, S. (2016). Protecting medical devices from Cyberharm. *TEDx Columbus*. Retrieved from https://www.youtube.com/watch?v=EyqwUFJKZo0, 5.12. 2016. Accessed on January 22, 2020.

[17] Herbert, T. (2018). Was ist der Unterschied zwischen Privatsphäre und Sicherheit? Retrieved from https://www.globalsign.com/de-de/blog/was-ist-der-unterschied-zwischen-privatsphaere-und-sicherheit/. Accessed on January 22, 2020.

[18] Murgia, M. (2017). How data brokers sold my identity. *TEDxExeter*. Retrieved from https://www.youtube.com/watch?v=AU66C6HePfg. Accessed on January 22, 2020.

[19] Barth-Jones, D. (2012, July). The 're-identification' of Governor William Weld's medical information: A critical re-examination of health data identification risks and privacy protections, then and now. *Then and Now*. Retrieved from https://ssrn. com/abstract=2076397 or http://dx.doi. org/10.2139/ssrn.2076397.

[20] Beauchamp, T. L., & James F. C. (2001). *Principles of biomedical ethics.* Oxford: Oxford University Press.

[21] Sim, I. (2019). Mobile devices and health. *New England Journal of Medicine*, *381*(10), 956–968.

[22] Pentland, A. (2009). *Reality mining of mobile communications: Toward a new deal on data.* In *Social computing and behavioral modeling* (p. 1). Boston, MA: Springer.

第 8 章　价值医疗

[1] Immelt, J. (2019). *CB insights future of health conference*, February 10, Fireside Chat with Jeff Immelt, New York.

[2] Comparis. (2019). *Jeder neunte Patient erhält vom Arzt keine Rechnung.* Retrieved from https://www.comparis.ch/comparis/press/medienmitteilungen/artikel/2013/krankenkasse/arztrechnung/patienten-rechnung. Accessed on November 22, 2019.

[3] Health Care Cost Institute. (2019). Healthy Marketplace Index. Retrieved from https://www.healthcostinstitute.org/blog/entry/hmi-2019-service-prices. Accessed on November 22, 2019.

[4] New England Healthcare Institute. (2010). A matter of urgency: Reducing emergency department overuse. Retrieved from https://www.nehi.net/writable/publication_files/file/nehi_ed_overuse_issue_brief_032610finaledits.pdf. Accessed on March 28, 2019.

[5] New England Healthcare. (2008). Waste and inefficiency in the U.S. Health Care System. Retrieved from https://media.washingtonpost.com/wp-srv/nation/pdf/healthreport_092909.pdf. Accessed on March 28, 2019.

[6] Pratt, M., Macera, C. A., & Wang, G. (2000). Higher direct medical costs associated with physical inactivity. *The Physician and Sports Medicine*, *28*(10), 63–70.

[7] Etkin, J. (2016). The hidden cost of personal quantification. *Journal of Consumer Research*, *42*(6), 967–984.

[8] Neue Züricher Zeitung. (2016). *Dank der Immuntherapie lässt sich das Leben vieler Menschen mit bösartigen Tumoren verlängern.* Retrieved from https://www.nzz.ch/nzzas/nzz-am-sonntag/neue-krebstherapien-immuntherapie-patienten-leben-deutlich-laenger-ld.117887. Accessed on November 22, 2019.

第9章 数字化药物研发

[1] The Nobel Prize. (2019). All Nobel Prizes in Physiology or Medicine. Retrieved from https://www.nobelprize.org/prizes/lists/all-nobel-laureates-in-physiology-or-medicine. Accessed on November 12, 2019.

[2] Neuman, K. (2019). When my mother forgot me. *New York Times*. Retrieved from https://www.nytimes.com/2019/06/21/well/family/when-my-mother-forgot-me.html. Accessed on June 21, 2019.

[3] Gorgan, D. (2018). *The impact of digital health companies on cancer treatments: A qualitative analysis*. Ph.D. thesis, Bachelorarbeit Universität St. Gallen, Switzerland. Retrieved from Katalog EDOK HSG (14611875101). Accessed on March 27, 2020.

[4] Sigrist, S., Bornstein, N., Lesmono, K., Dür, A., & Folkers, G. (2015). *Hacking Healthcare*. Zurich, CH: NZZ Libro.

[5] Markarian, J. (2018). *Robotic automation finds use in the Pharma Lab, Pharmtech*. Equipment and Processing Report, Volume 11, Issue 11.

[6] WATRMC 18. (2018). Abraham Heifets, CEO at Atomwise. Retrieved from https://www.youtube.com/watch?v=TyRuN0PPV8g. Accessed on May 17, 2019.

[7] Williams, K., Bilsland, E., Sparkes, A., Aubrey, W., Young, M., Soldatova, L. N., ... Oliver, S. G. (2015). Cheaper faster drug development validated by the repositioning of drugs against neglected tropical diseases. *Journal of the Royal Society Interface*, *12*(104), 20141289.

[8] Novartis. (2017). Bringing virtual reality to the lab. Retrieved from https://www.novartis.com/stories/from-our-labs/bringing-virtual-reality-lab. Accessed on March 26, 2020.

[9] MIT Industrial Liaison Program (ILP). (2019). Andrew A. Radin & Andrew M. Radin, twoXAR (Video 1–4). Retrieved from https://www.

youtube.com/watch?v=nQy_B1Ddf00. Accessed on May 5, 2019.

[10] Pfizer. (2019). Wie künstliche Intelligenz bei der Medikamentenentwicklung hilft. Retrieved from https://www.pfizer.at/get-science/wie-kuenstliche-intelligenz-bei-der-medikamentenentwicklung-hilft/. Accessed on January 22, 2020.

[11] Bookbinder, M. (2017). The Intelligent Trial: AI comes to clinical trials. *Clinical Informatics News*. Retrieved from http://www.clinicalinformaticsnews.com/2017/09/29/the-intelligent-trial-ai-comes-to-clinical-trials.aspx. Accessed on November 4, 2019.

[12] Harris Interactive. (2001). Misconceptions and lack of awareness greatly reduce recruitment for cancer clinical trials. *Health Care News*, *1*(3), 3.

[13] Antidote. (2019). A year in review: An Interview with Antidote CEO, Laurent Schockmel. Retrieved from https://www.antidote.me/blog/a-year-in-review-an-interview-with-antidote-ceo-laurent-schockmel. Accessed on January 22, 2020.

[14] Antidote. (2019). Clinical trial patient recruitment case studies: The value of saving time. Retrieved from https://www.antidote.me/blog/clinical-trial-patient-recruitment-case-studies-the-value-of-saving-time. Accessed on January 22, 2020.

[15] Haddad, T. C., Helgeson, J., Pomerleau, K., Makey, M., Lombardo, P., Coverdill, S., ...LaRusso, N. (2018). *Impact of a cognitive computing clinical trial matching system in an ambulatory oncology practice*. *Journal of Clinical Oncology*, *36*(15), 6550–6550.

[16] Feiner, L. (2019). Apple CEO Tim Cook speaks with CNBC's Jim Cramer: Full transcript. Retrieved from https://www.cnbc.com/2019/01/08/Apple-ceo-tim-cook-interview-cnbc-jim-cramer-transcript.html. Accessed on January 22, 2020.

[17] Bot, B., Suver, C., Neto, E., Kellen, M., Klein, A., Bare, C., Trister, A. D.

(2016). The mPower study, Parkinson disease mobile data collected using ResearchKit. *Science Data*, *3*, 160011. doi:10.1038/sdata.2016.11

[18] F. Hoffmann-La Roche AG. (2019). *Roche's position on access to & use of real world data*. Basel, CH: F. Hoffmann-La Roche AG.

[19] McKinsey & Company. (2018). *Real-world evidence: Driving a new drug development paradigm in oncology*. Boston, MA: McKinsey & Company.

[20] Amgen Inc. (2017). How real-world data is transforming drug development. Retrieved from https://www.amgenscience.com/features/how-real-world-data-is-transforming-drug-development/. Accessed on January 22, 2020.

[21] Die ZEIT. (2013). Prof. Dr. med. Zufall. Retrieved from https://www.zeit.de/2013/30/entdeckungen-medizin-geschichte-zufall/seite-3. Accessed on January 22, 2020.

[22] Martin, L., Hutchens, M., Hawkins, C., & Radnov, A. (2017). How much do clinical trials cost? *Nature Reviews Drug Discovery*, *16*(6), 381–382. doi:10.1038/nrd.2017.70.

[23] Westdeutscher Rundfunk. (2016). Die stolze Schwerstarbeiterin. Retrieved from https://www1.wdr.de/archiv/contergan/contergan158.html. Accessed on January 22, 2020.

[24] Rassen, J. (2019, October 2–3). Digital Health 150: Aetion [Conference presentation]. CB Insights Future of Health Conference. New York, NY..

[25] All of Us Research Program. (2015). President Obama speaks on the Precision Medicine Initiative. Retrieved from https://www.youtube.com/watch?v=05gkYTBoRLo&t=3s. Accessed on January 22, 2020.

[26] Lunshof, J. E., Bobe, J., Aach, J., Angrist, M., Thakuria, J. V., Vorhaus, D. B., Church, G. M. (2010). Personal genomes in progress: From the human genome project to the personal genome project. *Dialogues in Clinical Neuroscience*, *12*(1), 47.

[27] Molteni, M. (2018). With Medicare Support, genetic cancer testing goes mainstream. *Wired.* Retrieved from https://www.wired.com/story/with-medicare-support-geneticcancer-testing-goes-mainstream. Accessed on January 22, 2020.

第10章　医患关系的重新定位：患者将获得更多的权力和责任

[1] Topol, E. (2015). *The patient will see you now: The future of medicine is in your hands.* New York, NY: Basic Books.

第11章　健康数据与数字基础设施：医疗保健系统的命脉

[1] Woolhandler, S., & Himmelstein, D. U. (2014). Administrative work consumes one-sixth of US physicians' working hours and lowers their career satisfaction. *International Journal of Health Services, 44*(4), 635–642.

[2] Gfs.Bern. (2017). *Verändertes Arbeitsumfeld und Einstellung zu neuen Finanzierungsmodellen: Auswirkungen Leistungsorientierung im Gesundheitswesen erkennbar.* Accompanying study commissioned by FMH 2017. Retrieved from https://www.fmh.ch/files/pdf20/2018_02_15_Begleitforschung_Kurzversion_FMH_WIK.pdf. Accessed on June 2, 2020.

[3] VSAO. (2020). *Arbeitssituation der Assistenz- und Oberärztinnen und-ärzte: Mitgliederbefragung 2020.* Retrieved from https://vsao.ch/wp-content/uploads/2020/05/FL_Auswertung_Grafiken-und-Tabellen_DE_20200511_V01.00.pdf. Accessed on June 2, 2020.

[4] Spahn, J., Müschenich, M., & Debatin, J. F. (2016). *App vom Arzt: Bessere Gesundheit durch digitale Medizin.* Freiburg: Verlag Herder GmbH.

第 12 章 精准医疗：专属于患者本人的治疗

[1] All of Us Research Program. (2015). President Obama speaks on the Precision Medicine Initiative. Retrieved from https://www.youtube.com/watch?v=05gkYTBoRLo&t=3s. Accessed on December 19, 2019.

[2] Nature. (2016). China embraces precision medicine on a massive scale. Retrieved from https://www.nature.com/news/china-embraces-precision-medicine-on-a-massive-scale-1.19108. Accessed on December 19, 2019.

[3] The Innovator. (2019). China leaps ahead in precision medicine. Retrieved from https://innovator.news/china-leaps-ahead-in-precision-medicine-72cfc469df3d. Accessed on December 19, 2019.

[4] ICPerMed. (2020). About ICPerMed. Retrieved from https://www.icpermed.eu/en/icpermed-about.php. Accessed on March 25, 2020.

第 13 章 重视疗效和医疗透明度：按效果付费

[1] Internet World Stats. (2019). Schätzung zum Anteil der Internetnutzer an der Bevölkerung in ausgewählten Ländern in Afrika im Jahr 2019. In *Statista*. Retrieved from https://de.statista.com/statistik/daten/studie/233368/umfrage/anteil-der-internet-nutzer-in-afrika-im-jahresvergleichnach-laendern/. Accessed on July 31, 2019.

[2] Die Welt. (2018). Wo Ärzte über das Internet Leben retten. Retrieved form https://www.welt.de/gesundheit/article180710664/So-funktioniert-die-Telemedizin-in-Tansania.html. Accessed on December 19, 2019.

第 14 章 预防医学：上工治未病

[1] Public Health England. (2017). PHE highlights 8 ways for local areas to prevent mental ill health. Retrieved from https://www.gov.uk/government/news/phe-high-lights-8-ways-for-local-areas-to-prevent-mental-ill-health.

Accessed on February 12, 2020.

[2] Garg, V., Molosky, A., Palakodeti, S., & Jain, S. (2018). Rethinking how Medicaid patients receive care. Retrieved from https://hbr.org/2018/10/ rethinking-how-medicaid-patients-receive-care. Accessed on February 12, 2020.

[3] Guthold, R., Stevens, G. A., Riley, L. M., & Bull, F. C. (2020). Global trends in insufficient physical activity among adolescents: A pooled analysis of 298 population-based surveys with 1.6 million participants. *The Lancet Child & Adolescent Health*, *4*(1), 23–35.